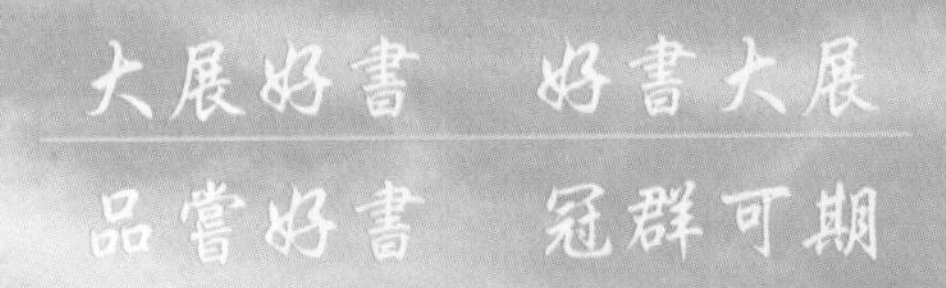
大展好書　好書大展
品嘗好書　冠群可期
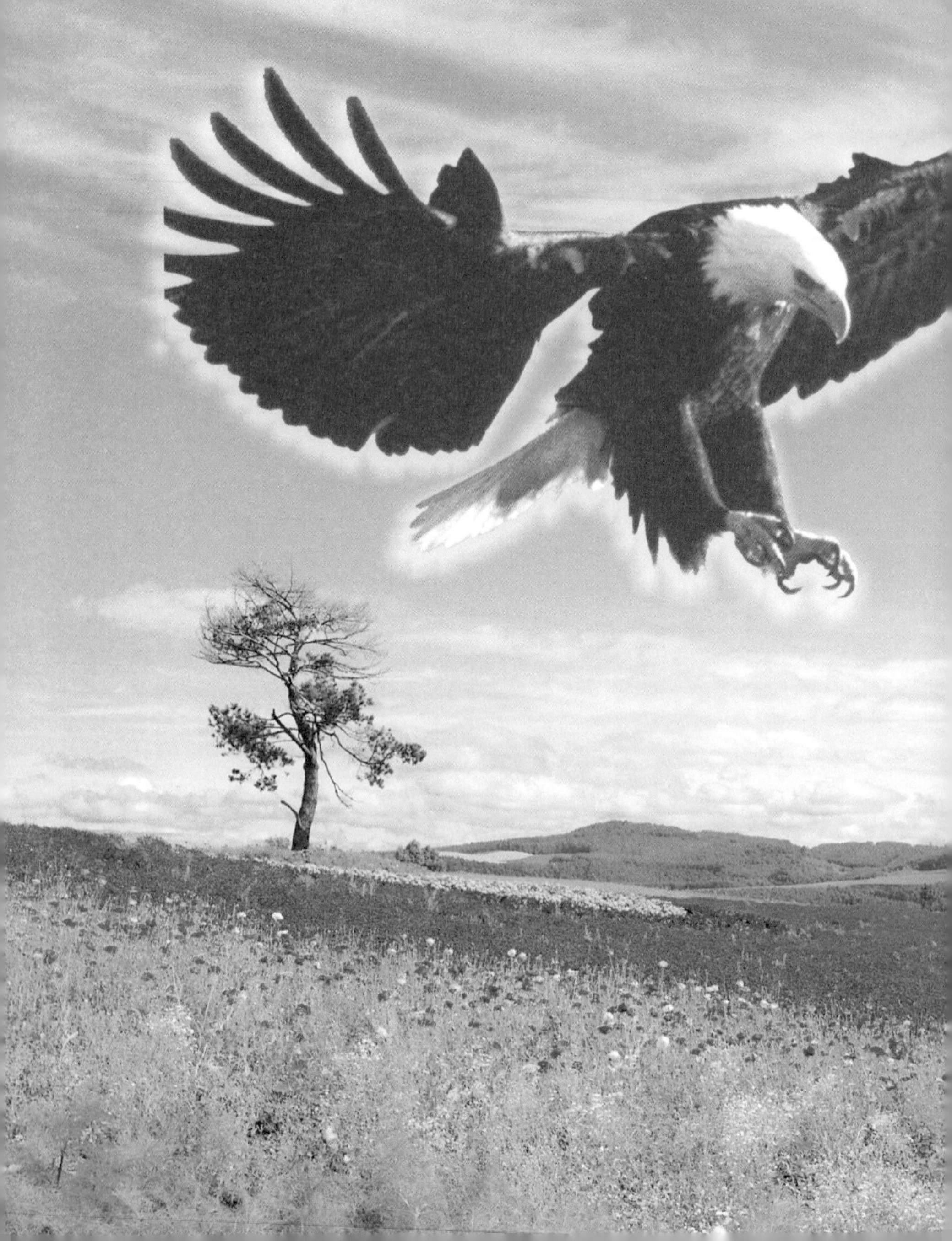

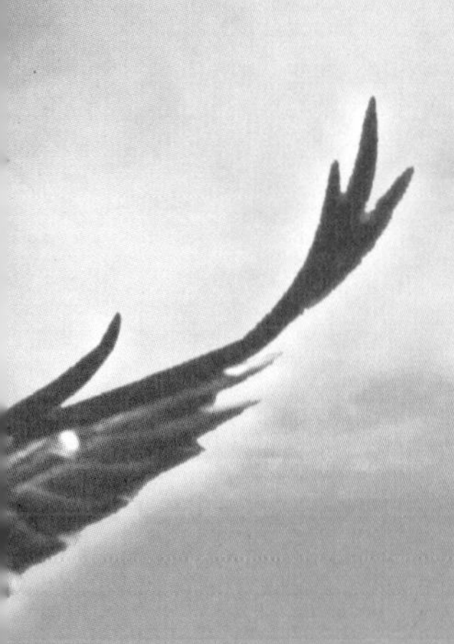

大展好書　好書大展

品嘗好書　冠群可期

快樂健美站
22

瑜伽秀體小品

附 VCD

凌　燕　　張曉梅　編著

大展出版社有限公司

目　錄

YO

時尚領域中最熱門的話題之一，瑜伽，您想必是耳熟能詳了，它帶著一絲印度飄來的神秘化做一股旋風席捲而來，風靡全世界。並成爲許多好萊塢明星迷戀的對象，深受廣大世人的青睞。瑜伽作爲一種健康、美容於一體的時尚健身方式正進入我們的生活，幫助我們塑造誘人的魔鬼身材，減輕自己的壓力，逐步走近健康、美麗、回歸身心合一的寧靜、祥和的完美境界，感知內心精神力量的源泉。

瑜伽起源於印度，流行於世界，有著 5000 多年的歷史，它是人類智慧的結晶，是東方最古老的強身術之一，瑜伽一詞來自梵文「YUJ」之後被翻譯成「YOGA」有著「結合」、「聯繫」之意，是瑜伽的宗旨和目的，是讓肉體、心靈、精神的結合達到完美合一，它不同於舞蹈及一般的有氧練習，是一種集智育和體育於一身的練習方法。

瑜伽的姿勢大部分源於自然，模仿動物的姿勢，植物的姿勢，每一個動作由呼吸、姿勢、冥想三者合一，凝聚著無數先人的經驗和智慧，是任何現代的運動形式所不能取代的，瑜伽的魅力無與倫比。古老瑜伽的精髓，如道德修練，方體位法，呼吸，鬆馳法，讓人注重倫理道德的修養，使人獲得身心的放鬆，同時預防和緩解許多的身體疾病。

瑜伽之所以深受世人的青睞，不僅是它獨有的文化魅力，而且它無創傷，無副作用，老少皆宜。讓我們走近瑜伽，瞭解瑜伽，感受它給你帶來的無窮魅力。

瑜伽秀體小品

瑜伽秀體吸取了古老瑜伽的精髓並溶入了現代人對形體美感的追求，將古老瑜伽呼吸、入靜、姿勢和舞蹈有機地結合，透過對姿勢的練習提高身體的平衡感，增強身體的柔韌性，減去多餘的脂肪，塑造完美身姿，使人倍增自信，從而提高身體素質，保持平和安寧心態的目的。

瑜伽秀體小品在追求自然的同時更有時尚的美感，每一次肌肉的伸拉都能體會到塑形的內涵和心靈的延伸，從而達到眞正的身心合一，讓我們隨著印度飄來的花香，進入瑜伽秀體的浪漫田園，感受雨後清新的空氣和泥土的芬芳。

瑜伽的功效

1. 舒緩肌肉，促進血液循環，排除體內毒素。
2. 控制體重，塑造均勻體態，改善機體柔韌性。
3. 平靜心靈，排除雜念，釋放和緩解精神壓力。
4. 增強身體免疫力，改善體質，預防各種疾病。
5. 具有美容美顏的功效，保持青春美麗。
6.調整內分泌系統，穩定神經。

瑜伽的原則

1. 練習瑜伽之前一個半小時和練習後半小時不宜進食。

2. 練習場地要有足夠的活動空間並保持空氣流通，練習時不要在冷硬的地面進行練習，要在平坦的地面上鋪上墊子。

3. 瑜伽的動作幅度較大，最好穿寬鬆柔軟的運動服，最好儘量穿瑜伽服。

4. 練習前儘量排完大、小便，讓膀胱及大腸減輕負擔。

5. 高血壓、手術後不到半年的人及孕婦，只能做簡單動作。

6. 保持正確的呼吸。

7. 儘量多吃原生食物，多吃水果、蔬菜，少量多餐，細嚼慢嚥。

8. 動作要緩慢，量力而行，當您伸展到自己能承受的最大程度時即可。

9. 練習瑜伽前後至少沐浴 15 分鐘。

瑜伽呼吸

呼吸是瑜伽的靈魂，如生命的源泉。深長緩慢而有規律的呼吸，能供給頭部和血液足夠的養份，潔靜呼吸系統，排除身體毒素。從而更易控制心靈，達到思想純靜狀態。讓我們融入自然，充分享受陽光、空氣、水的無限生機。

● 橫膈呼吸法

橫膈呼吸法是瑜伽呼吸法的基礎，可取隨意的姿勢，仰臥，靜坐、站立均可，初學者可選擇一個簡單舒服的坐姿如簡易坐、單盤腿等。

方法

隨著鼻腔緩慢深深的吸氣，橫隔膜下沉讓空氣充滿整個肺部，放鬆腹部肌肉，使腹部鼓起，讓胸部擴張，吐氣時橫隔橫上移，放鬆胸部、腹部，最後收縮腹部肌肉，排除體內的廢氣、濁氣、二氧化碳，橫隔膜呼吸法是以最少的力得到最大量的新鮮空氣，它的上下移動如溫柔的按摩，增強臟器機能。

瑜伽的呼吸由吸氣、屏吸、呼氣三者構成。練習此種呼吸法時，建議您輕閉眼睛，在呼吸過程中注意吐氣比吸氣時間長，屏息——讓氧氣在體內停留更長的時間，可以每天練習 3～5 次，每次 3～5 分鐘。

● 瑜伽調息法

可以促進血液循環，排除毒素，清理經絡，供給身體更多的氧氣，從而使內心更加平靜、祥和，讓人精神煥發。

方法

瑜伽調氣法透過左右的鼻孔進行調適。先盤腿坐好，用無名指閉住左鼻孔，使空氣從右鼻孔進入——用大拇指閉住，右鼻孔屏息——鬆開無名指，使空氣從左鼻孔呼出。

建議練習瑜伽調息法之前，做簡單的冥想練習，以使身心放鬆。每天練習這種呼吸 2～3 次，每次做 20～40 個回合。

瑜伽姿勢

數千年前，在森林中修行的瑜伽行者，觀察四周的動物，了解它們的活動、放鬆、睡眠等本能的習性，及各種動物與生俱來利用自然來治療疾病的方法，加以模仿，而逐步體驗並創造出有益於身心的體位法——Asana，如蝗蟲式、肩立式等。瑜伽姿勢的練習目的是去除身體的不安定因素，保存並增加體內生命能量，是瑜伽練習中非常重要的一部分。目前較為流行的瑜伽姿勢大約有八十多種。

初學瑜伽時部分人會有一些頭昏噁心的現象，這是正常的，循序漸進，堅持練習，這種不良反應會逐漸消失，並將進入一個新的狀態，您要根據自己的身體狀況科學正確的選擇適合於自己的瑜伽姿勢進行練習。瑜伽姿勢的練習還能矯正不正常的腺體分泌狀況，去除疾病，使人身心鎮靜平和。這一點是其它健身方式難以企及的。

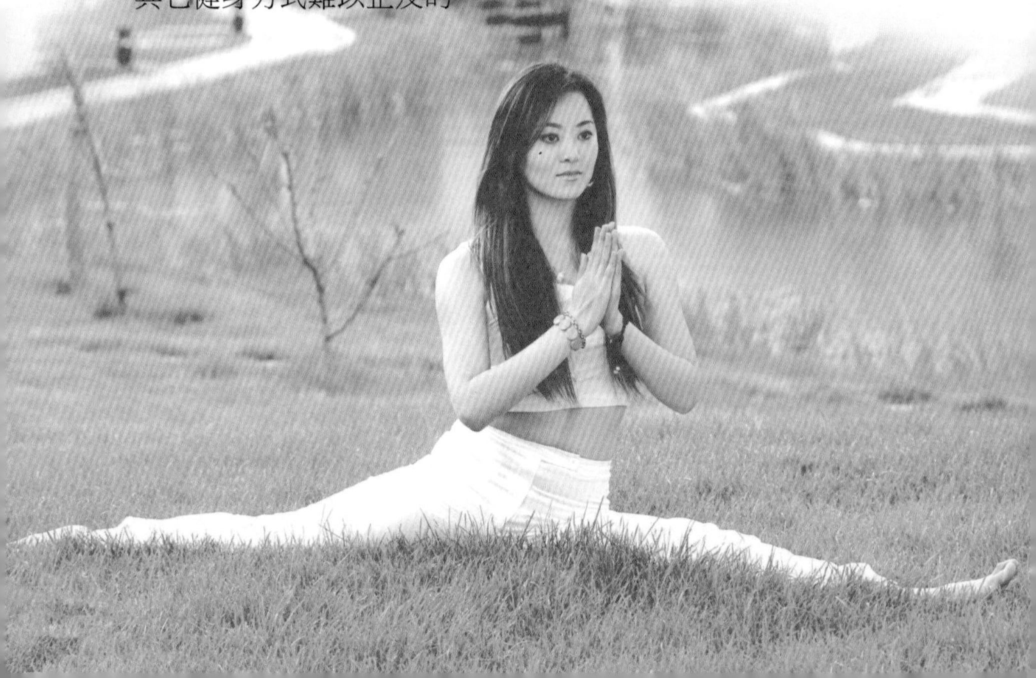

瑜伽秀體小品之印度之花

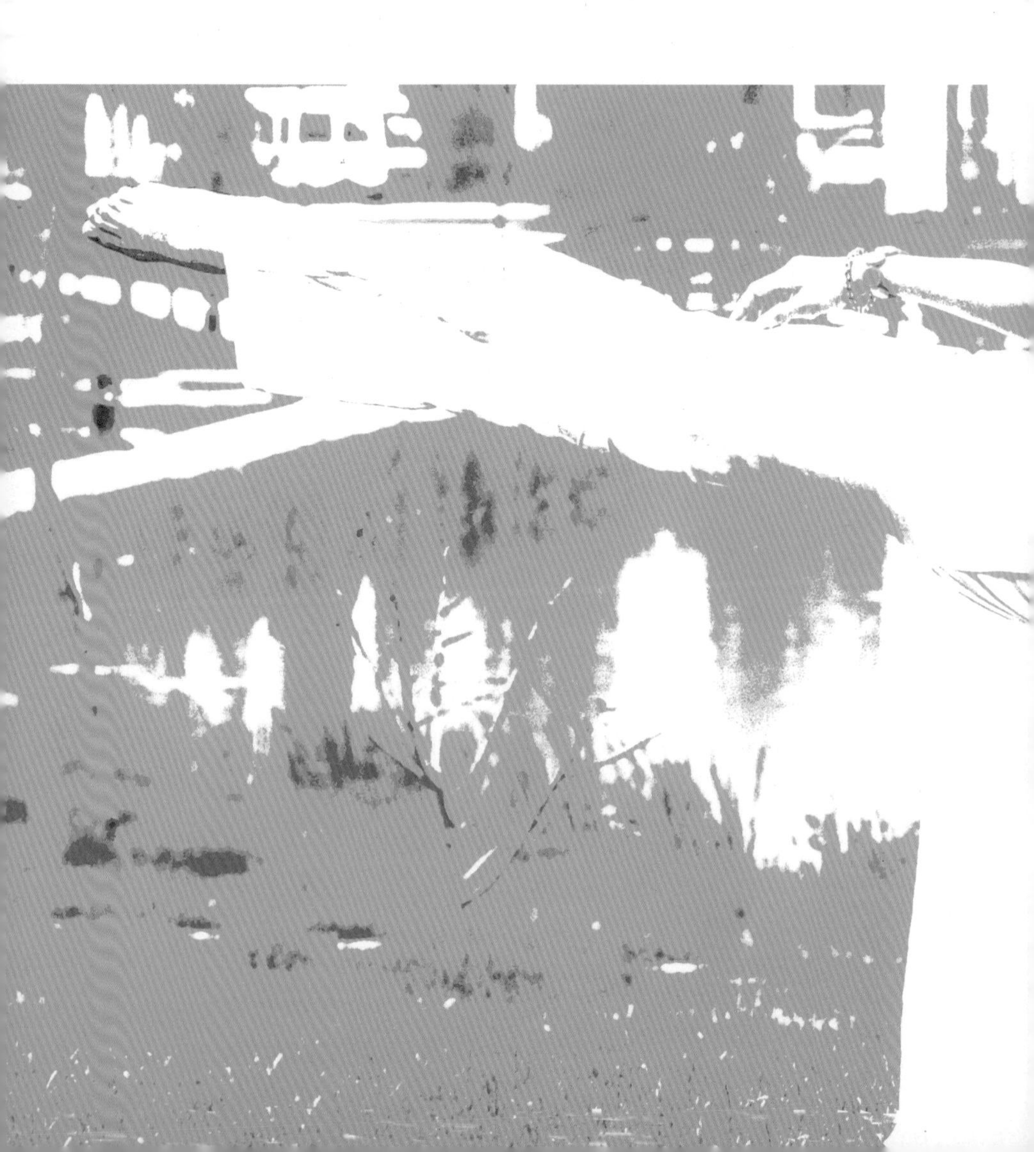

隨著一縷輕風飄來了一陣神秘而古老的花香，
這香氣是那樣的怡人
那樣的芬芳，那樣的妙不可言。

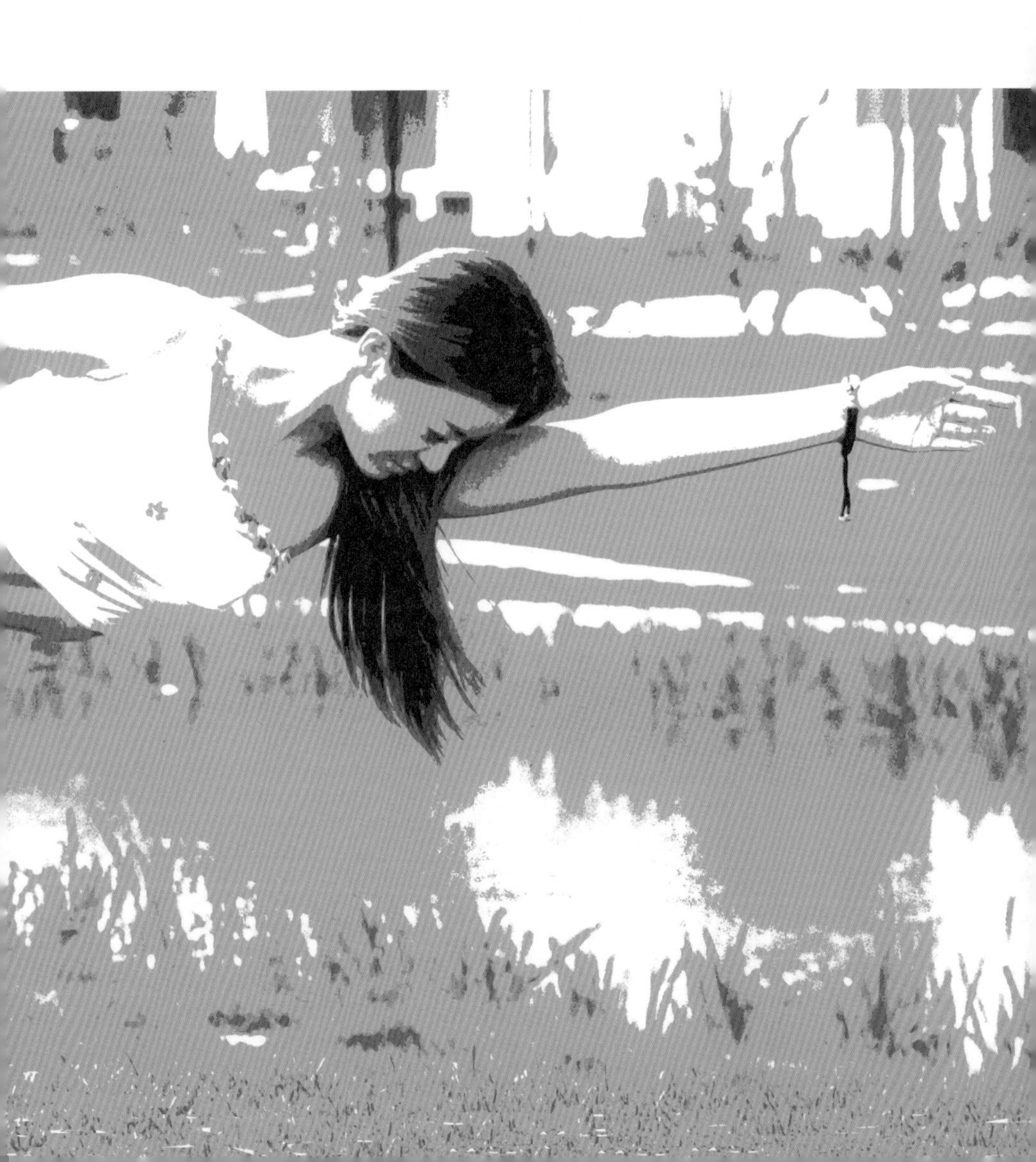

坐式（01）

01 坐式（彎曲膝蓋，小腿交疊）雙手放在膝蓋上，伸直背椎，放鬆雙肩，目視前方，調整呼吸，使身心平靜。

放鬆雙眼及雙唇，保持均勻的呼吸 5～10 秒。

雙臂微曲，手心向上，指尖交錯，保持均勻的呼吸 5～10 秒。

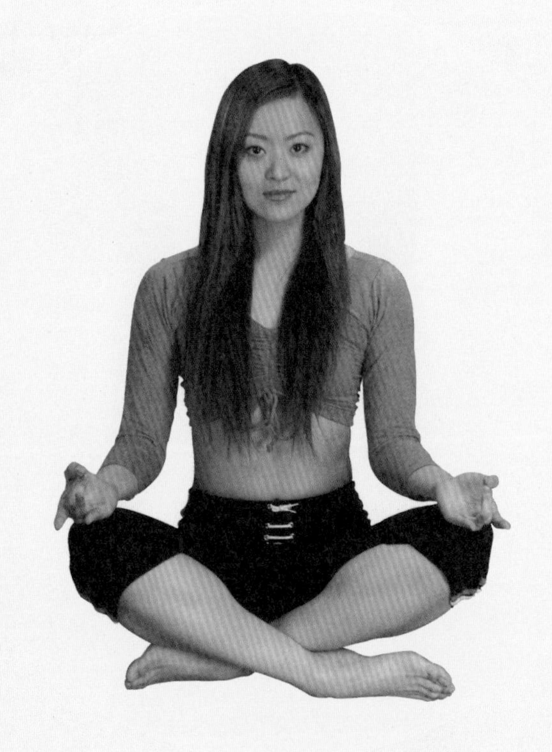

01

孔雀開屏式（02－07）

功效　①糾正駝背，伸拉頸部，使肌肉變得有彈性；
　　　②增強手指的靈活性。

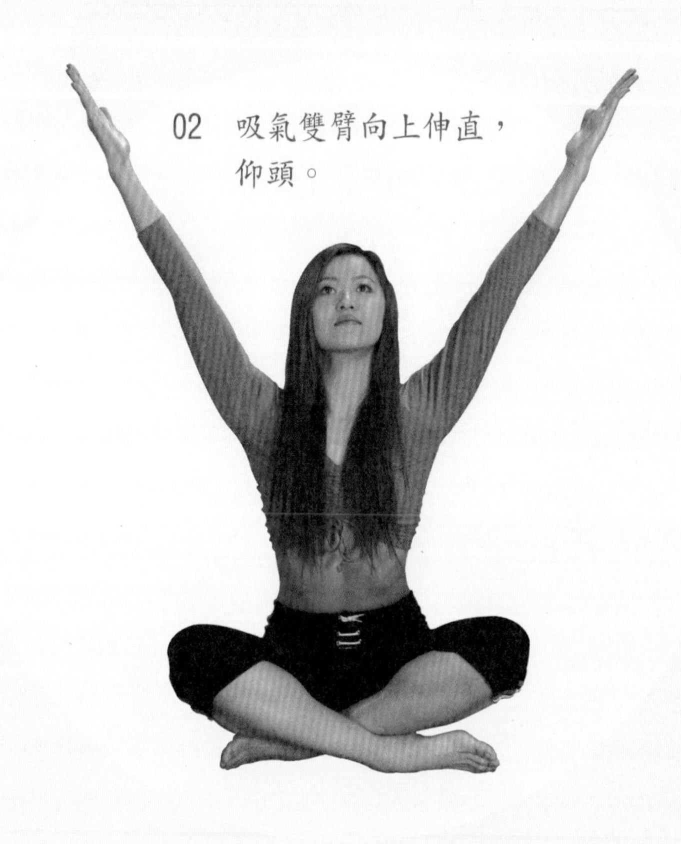

02　吸氣雙臂向上伸直，仰頭。

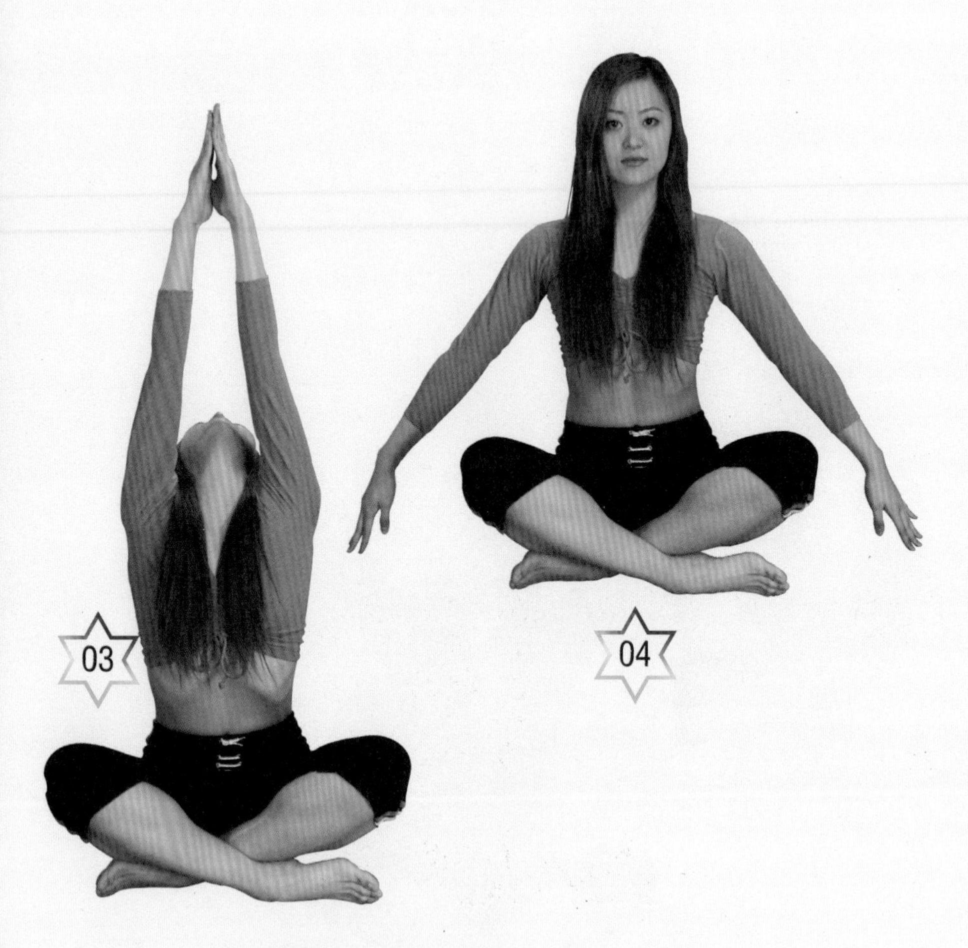

03　雙臂向上伸直，手心相對，仰頭，自然呼吸數秒。

04　呼氣，雙臂放鬆於身體兩側。

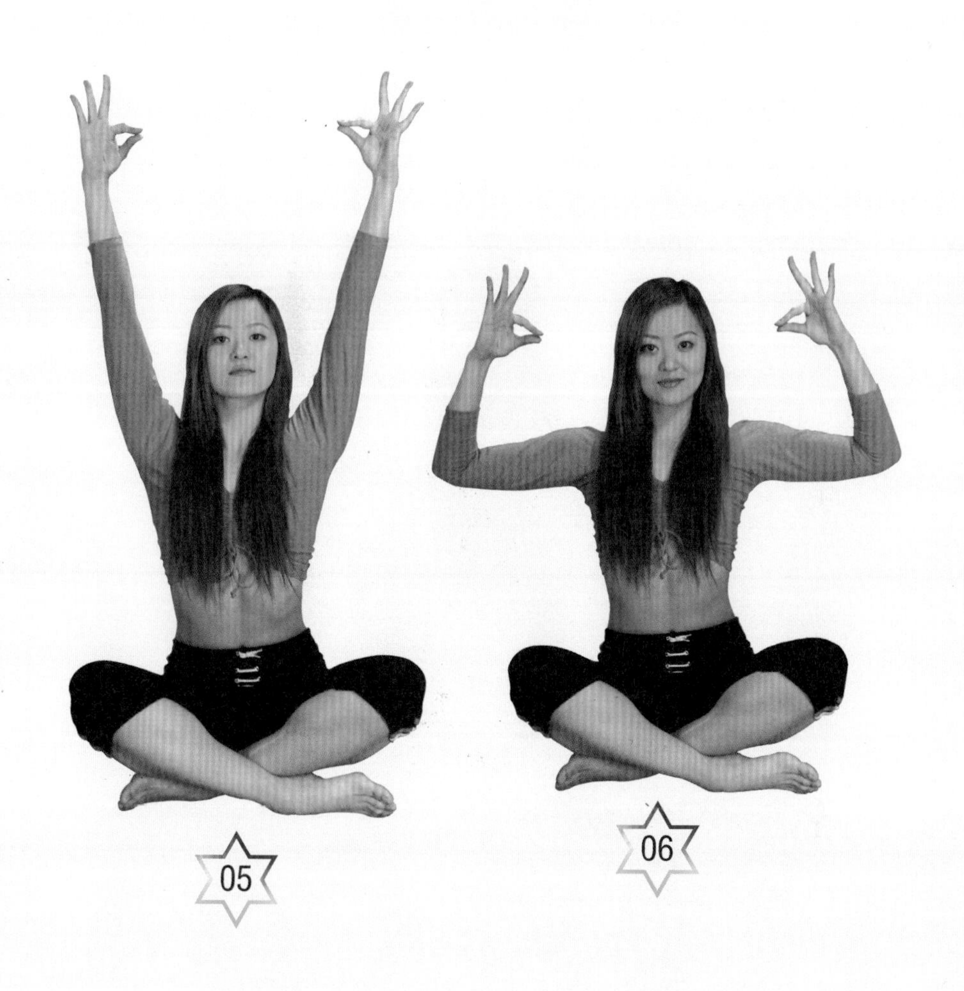

05　吸氣，雙臂向上伸直，孔雀手形（食指與拇指捏合，其餘手指繃直），仰頭。

06　呼氣，雙臂彎曲成直角，孔雀手形。

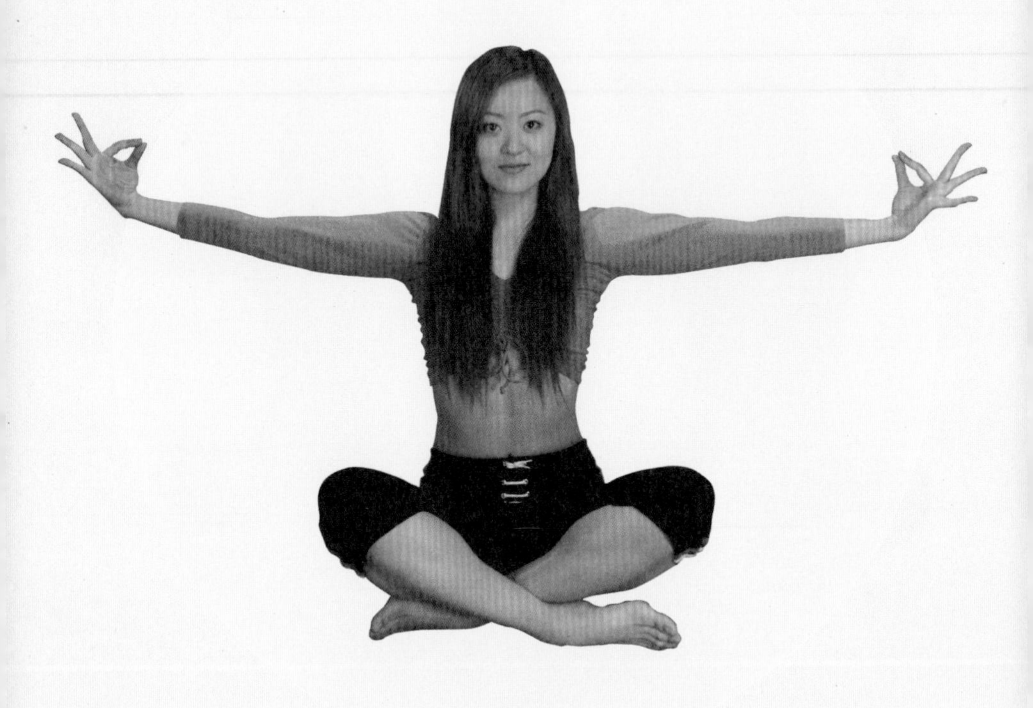

07　雙臂平開，孔雀手形。

後視式（08－10）

◆功效　①增進體態平衡，使人挺拔，同時增強脊柱彈性。

②消除腰部多餘脂肪。

③輔助治療背痛、便秘、駝背等。

★注意：經期女性應避免練習，轉體時，初學者要量力而行。

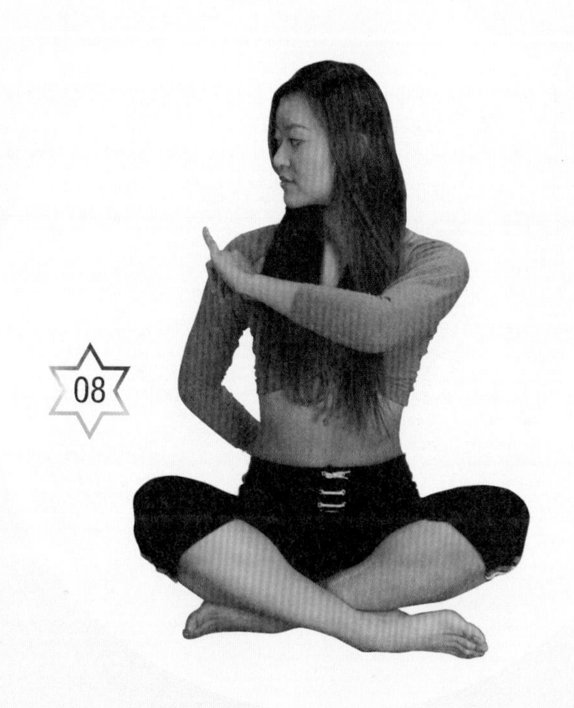

08　雙臂微曲，背手扶肩，轉頭。

09　雙臂微曲，背手扶肩，以腰為軸，上身轉向右方，伸展左側頸部和腰部。保持這個姿勢 30 秒，反向左側。

10　臥魚坐（兩腿交叉，右膝在上與左膝重疊），以腰為軸，上體轉向右側。

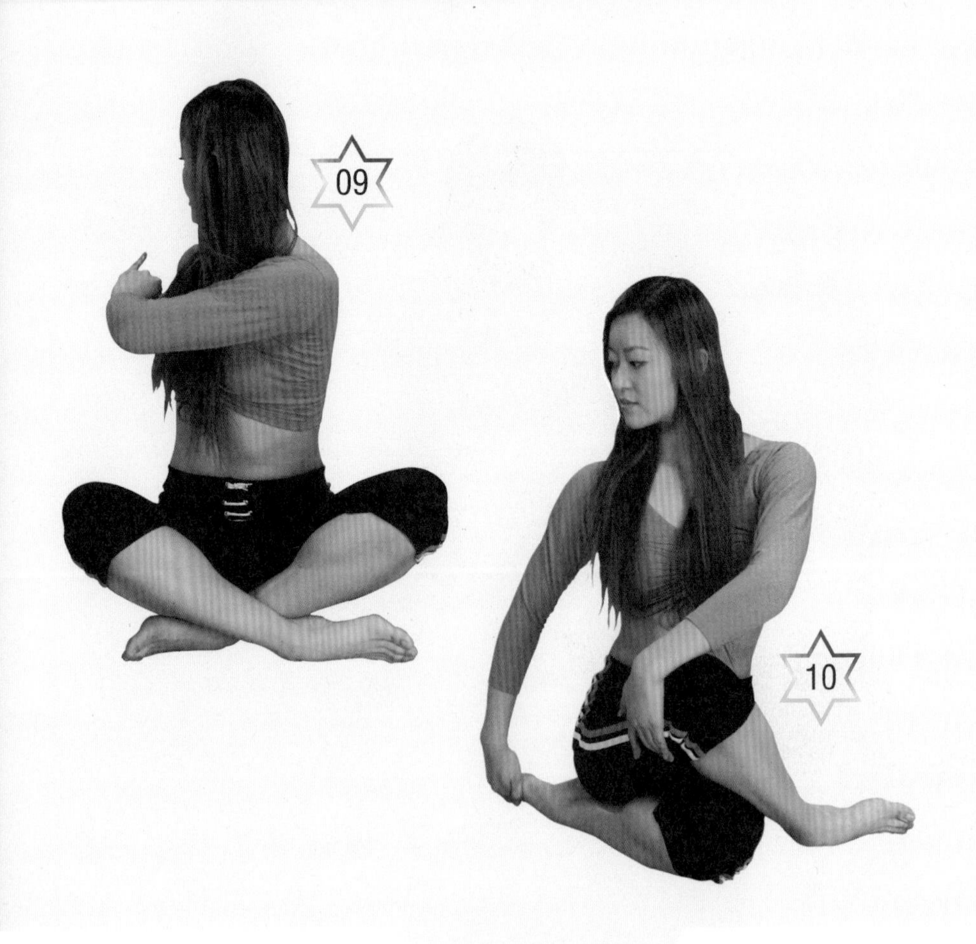

行禮式（11－14）

◆功效：①伸展上背部，加強兩肩胛骨周圍的肌肉力量。

②緩解早期肩周炎，預防肩關節脫位。

★注意：動作幅度由小到大，循序漸進。

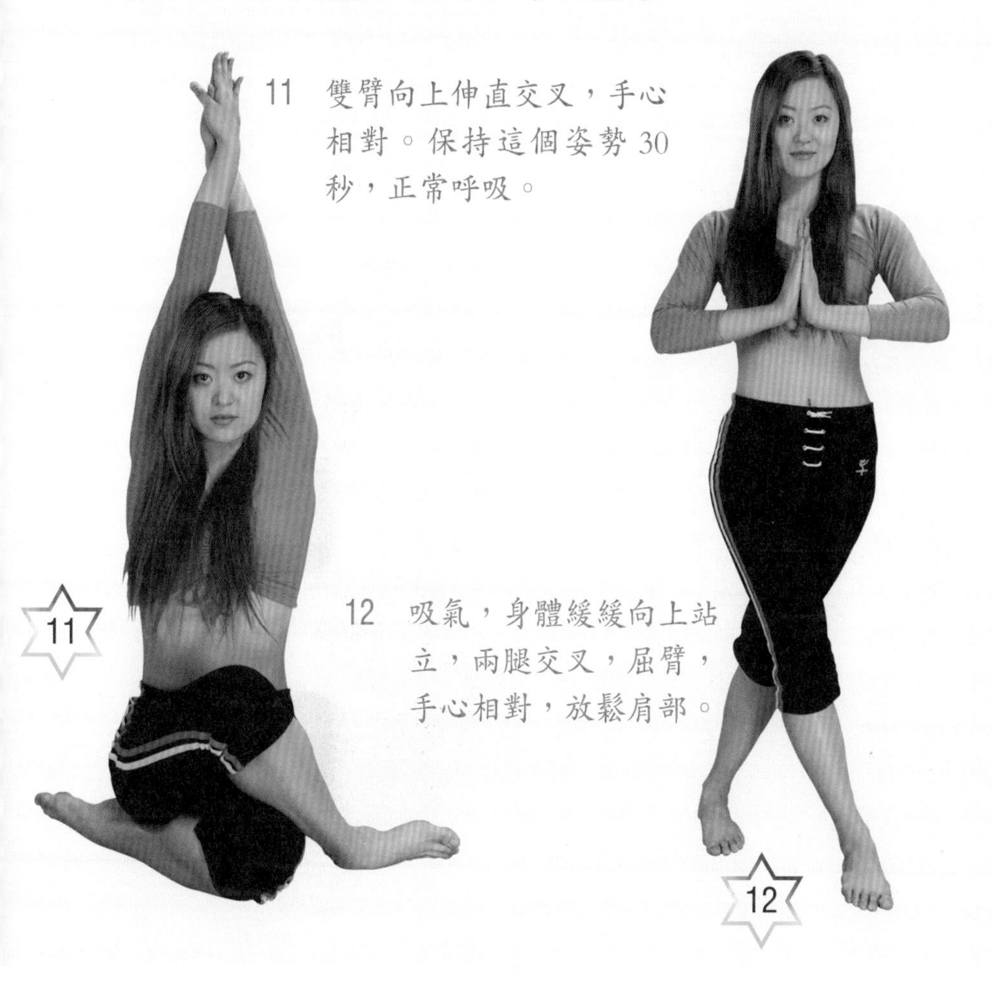

11　雙臂向上伸直交叉，手心相對。保持這個姿勢30秒，正常呼吸。

12　吸氣，身體緩緩向上站立，兩腿交叉，屈臂，手心相對，放鬆肩部。

13 呼氣，身體緩緩向下，兩腿交叉屈膝，
雙臂自然下垂。

14 臥魚坐，屈臂，掌心於胸前相對合十。
保持均勻的呼吸，然後換異側。

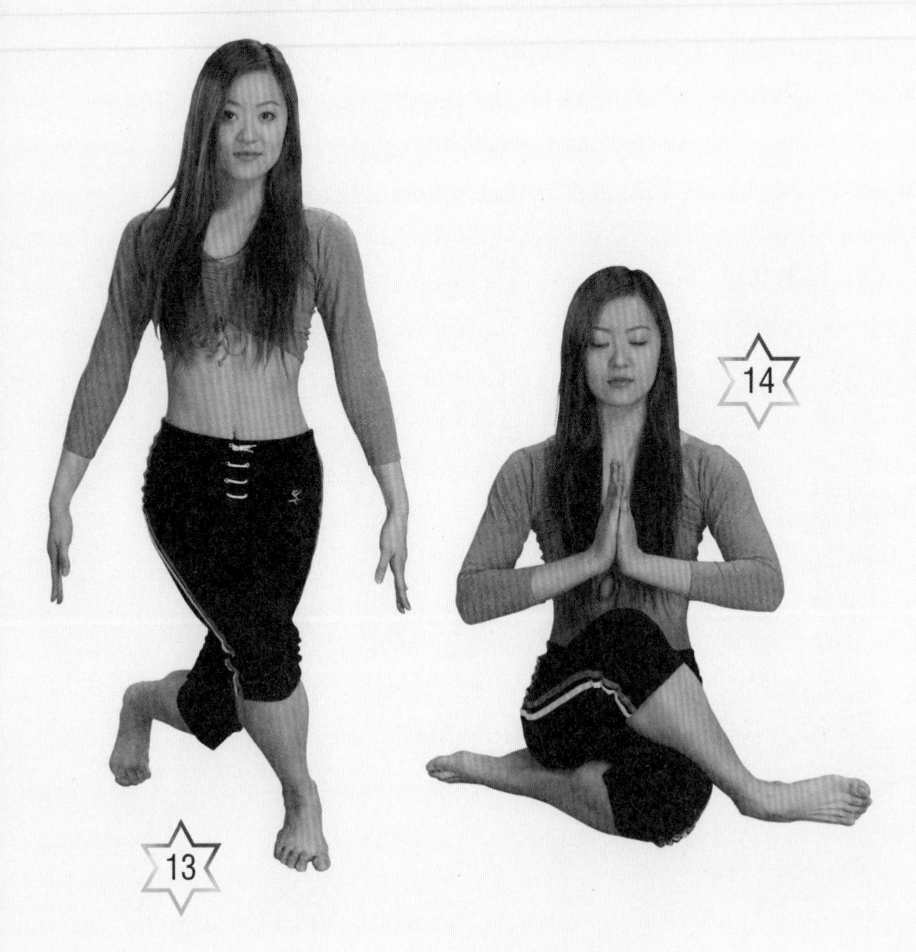

金蛇式（15－20）

◆功效：①擴展胸部、背部，增強肌肉群。
②預防肩周炎，消除上臂多餘脂肪。

15　坐式，放鬆眼部及雙唇，
調整呼吸，使身心平靜。

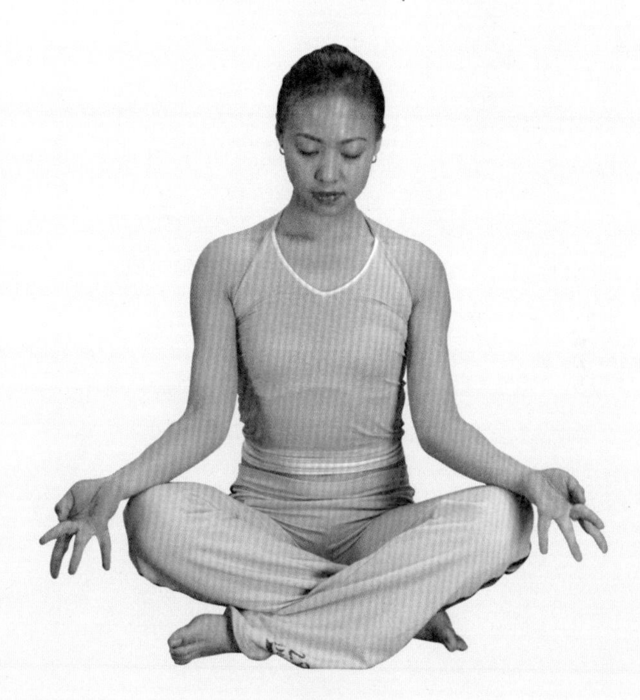

15

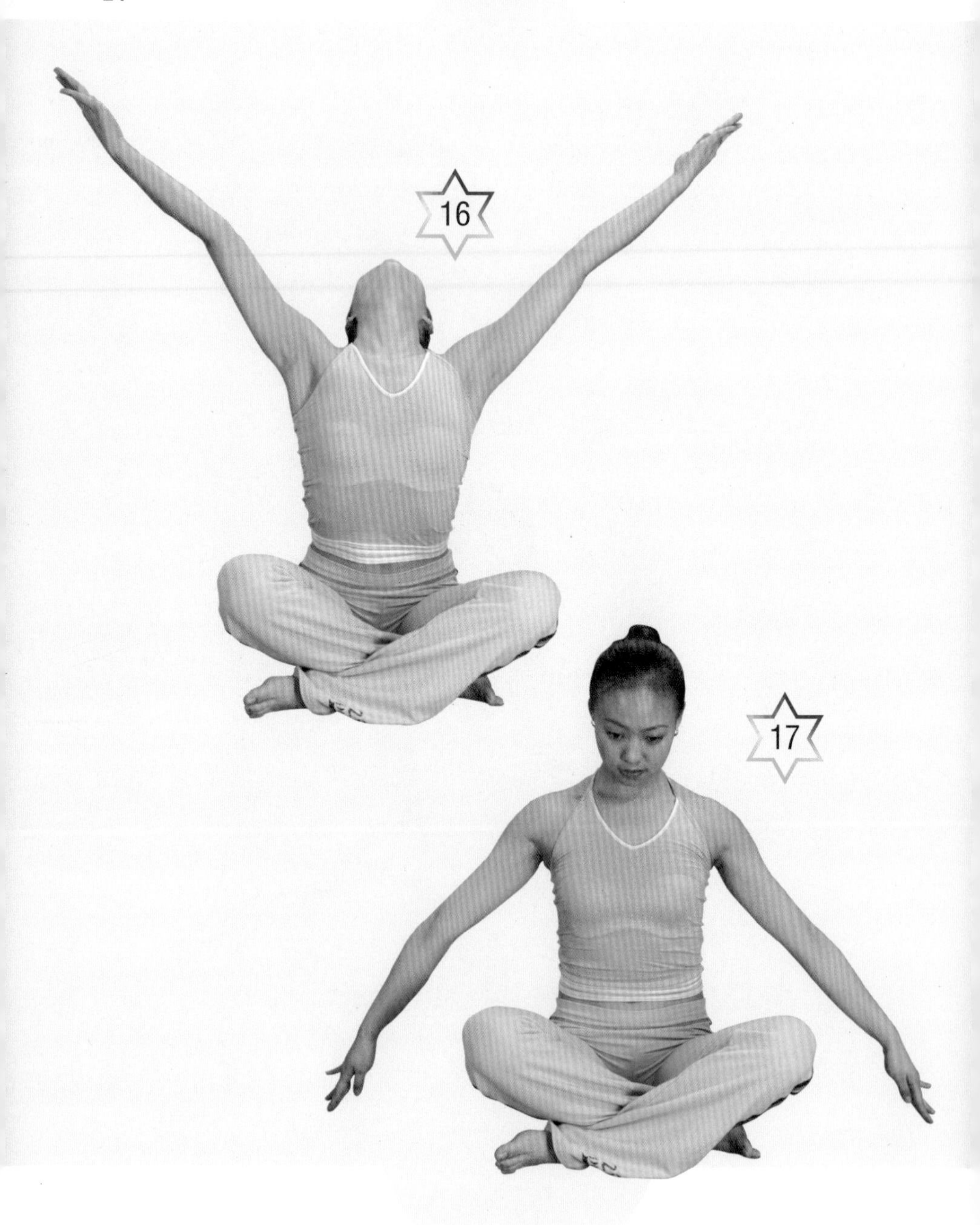
16
17

16　吸氣，雙臂向上伸直，慢慢抬頭，伸展頸部前側。

17　呼氣，慢慢低頭，雙臂放下伸展頸椎。

18　雙臂向上伸直交叉，手心相對，低頭。保持這個姿勢 30 秒，做正常呼吸。

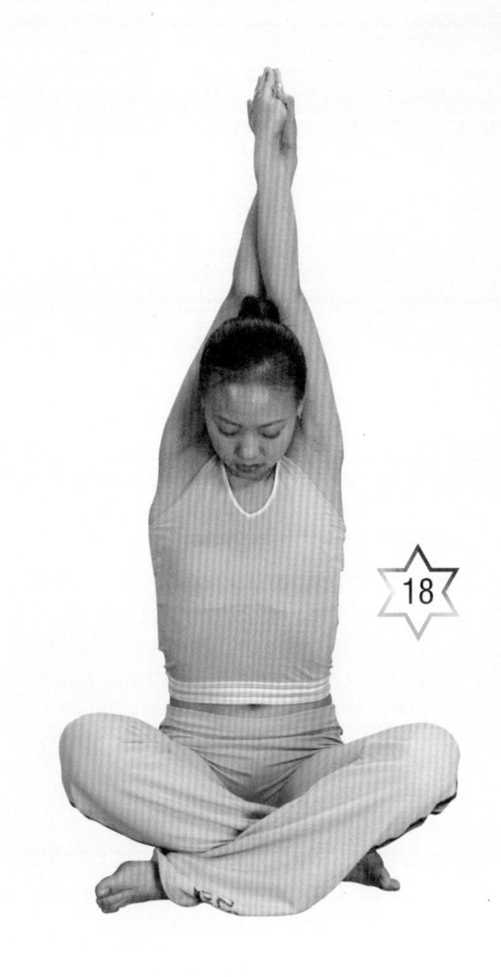

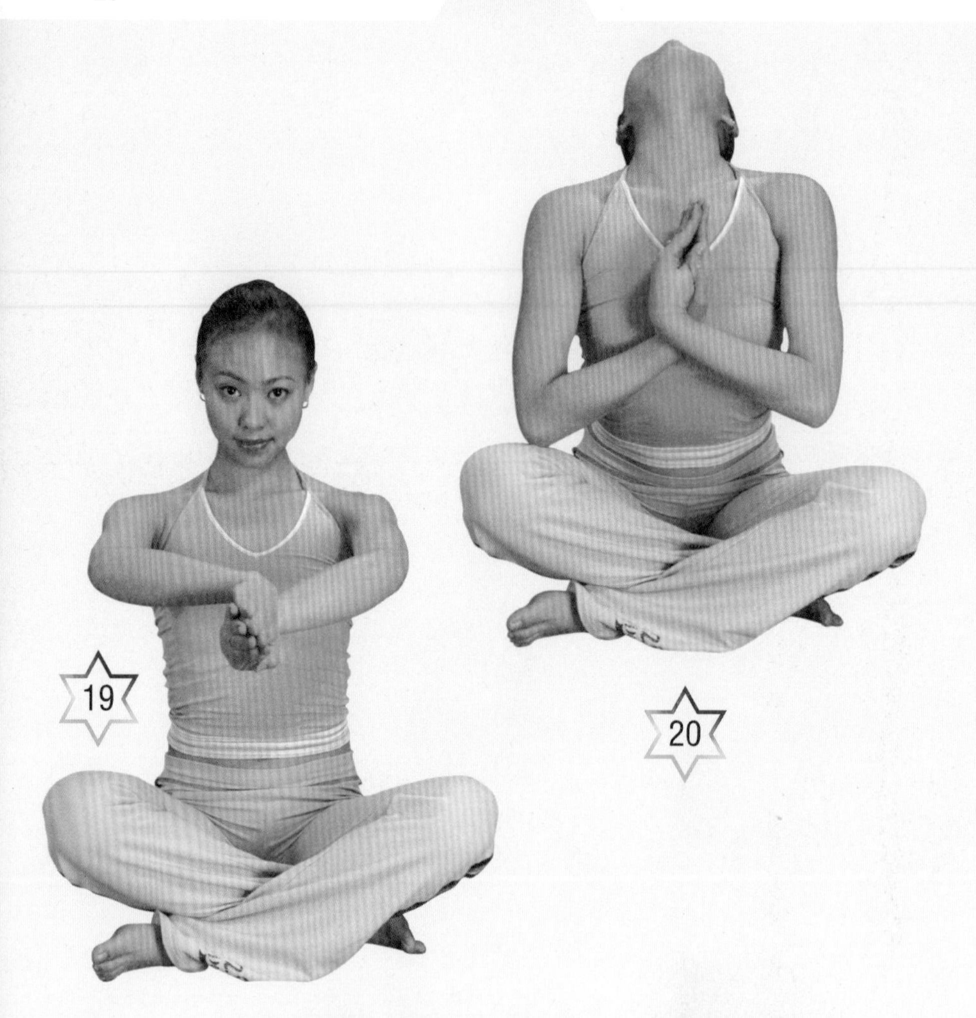

19 雙臂微屈，手腕交叉，掌心相對，指尖向前。

20 屈臂，手腕交叉，掌心相對，指尖向上，仰頭，保持 15～20 秒。

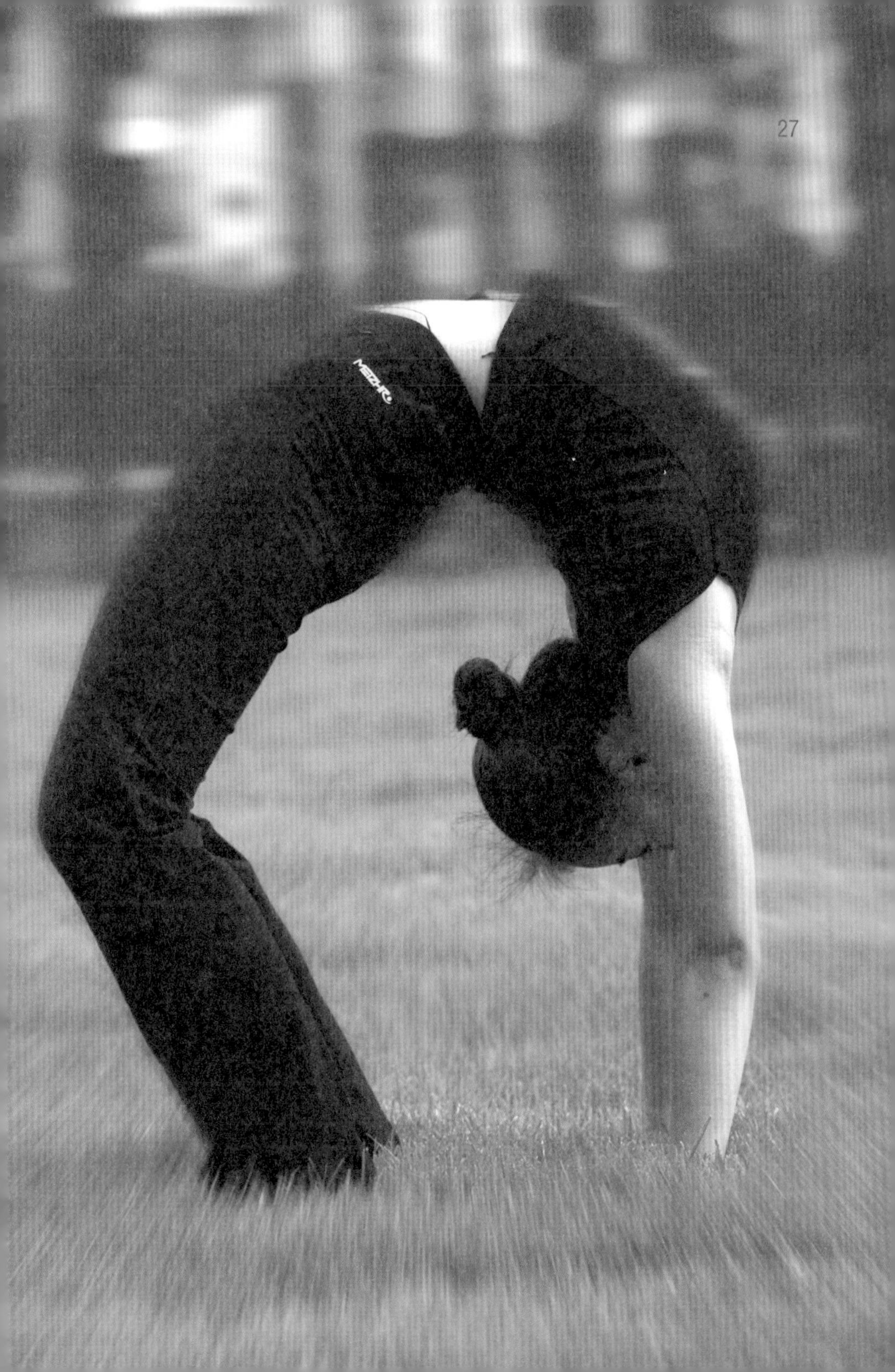

天鵝式（21－24）

◆功效：①擴胸後仰，美化胸部曲線。

②消除手臂，腹部多餘脂肪，達到細腰的效果；預防便秘及氣管炎等病症。

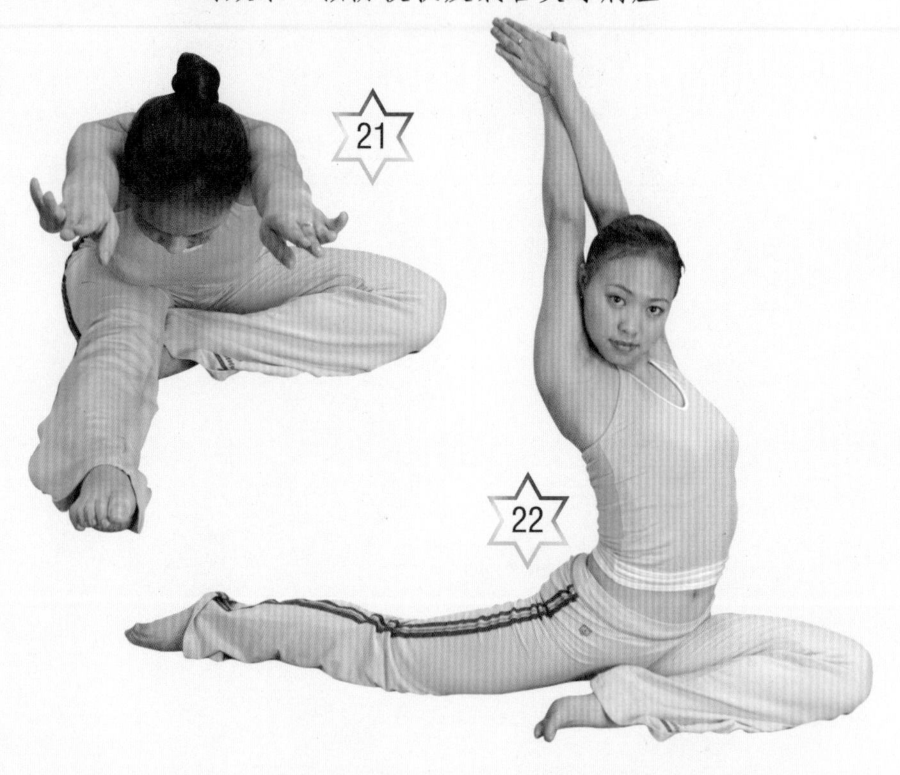

21 左腿屈膝，膝蓋貼近地面，右腿伸直，吸氣，上身前屈，雙臂伸直，延伸背部，保持這個姿姿30秒，做正常呼吸。

22 吸氣，左腿屈膝，右腿向後慢慢伸直，雙臂向上伸直交叉，手心相對。保持30秒～1分鐘，正常呼吸。

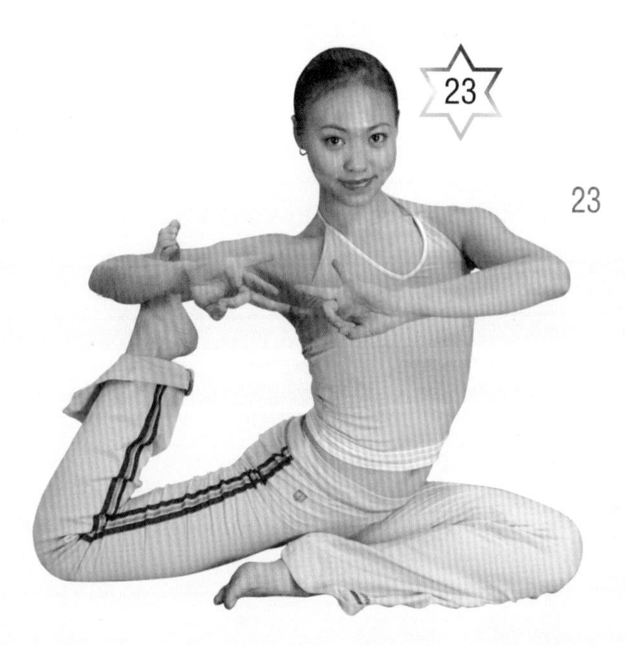

23 右腿慢慢抬起，膝蓋著地，腳尖向上，屈臂攬腳尖於肘內側，泉眼手（拇指與中指捏合，其餘手指繃直），保持30秒。

24 挺胸，仰頭，做均勻呼吸30秒，換異側。

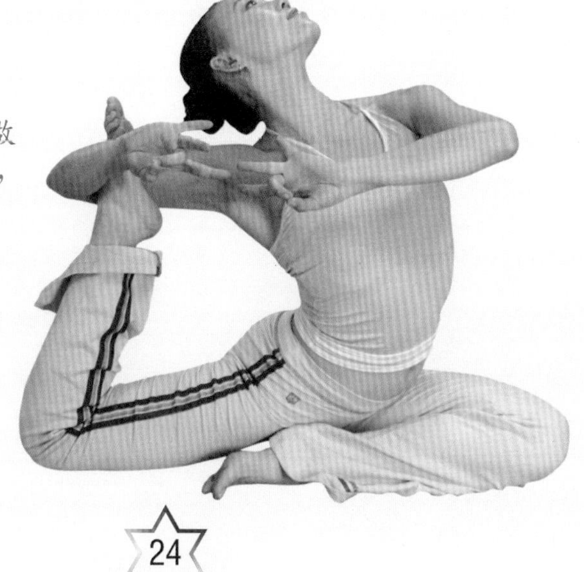

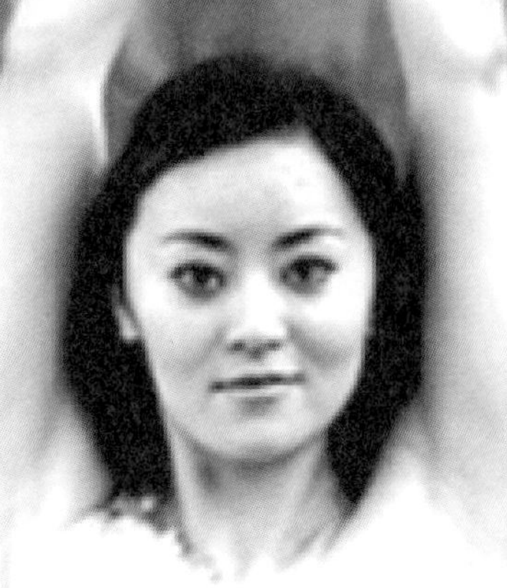

瑜伽秀體小品之美的呼喚

永恒的追求——美

永恒的呼喚——美

永恒的夢想——美

向太陽問好式（01－06）

◆功效：①旺盛精力，消除疲勞和緊張。

②伸展雙臂，穩定脊柱，加強兩腿及背部力量。

③減去腰兩側及背部多餘脂肪。

★注意：動作過程中保持背部完全伸展。

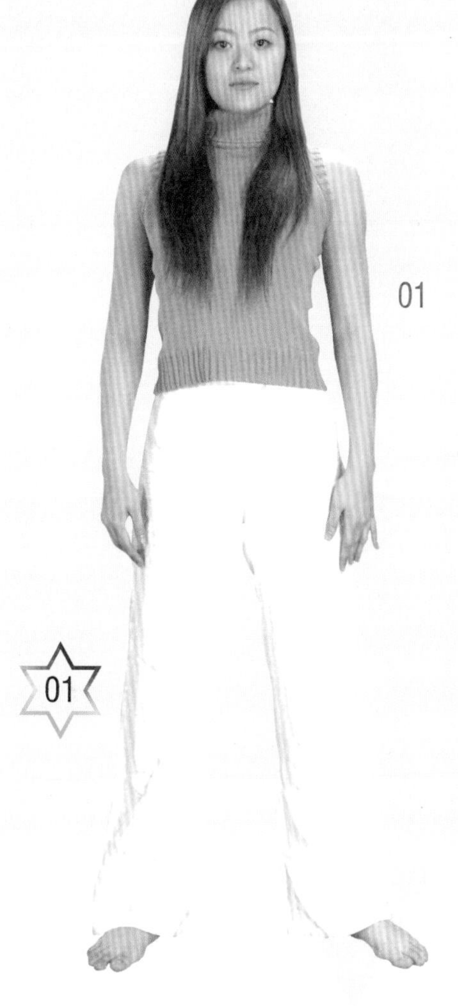

01　山立式（自然站立）雙腿併攏或微分開均可），雙臂自然下垂於體側，放鬆肩部，正常呼吸。

02　吸氣，雙臂向上抬至與肩同高。

03　雙臂繼續緩緩向上舉起，仰頭，伸展頸部前側。

04　雙臂向上伸直，手心向下，指尖重疊，做均勻呼吸15秒。

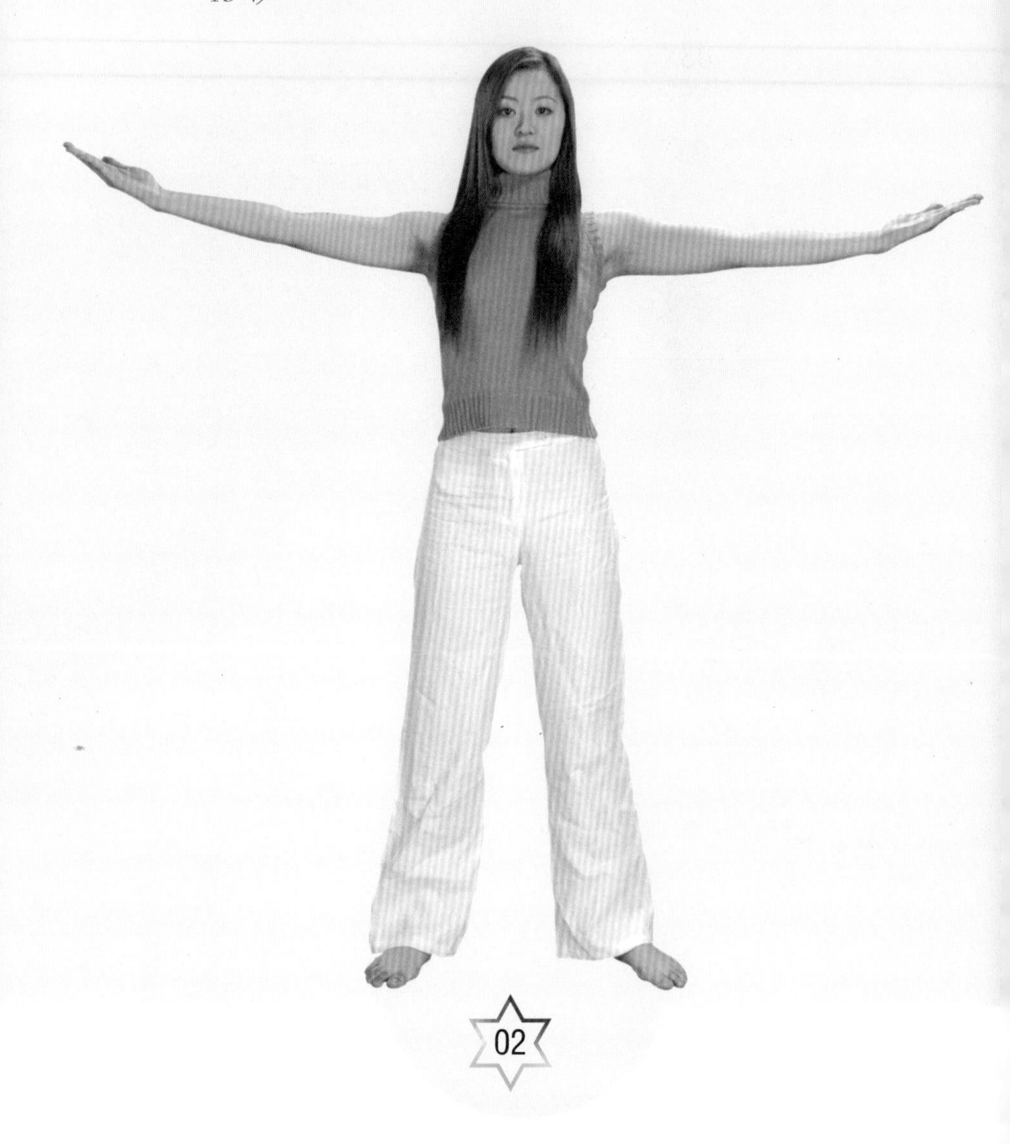

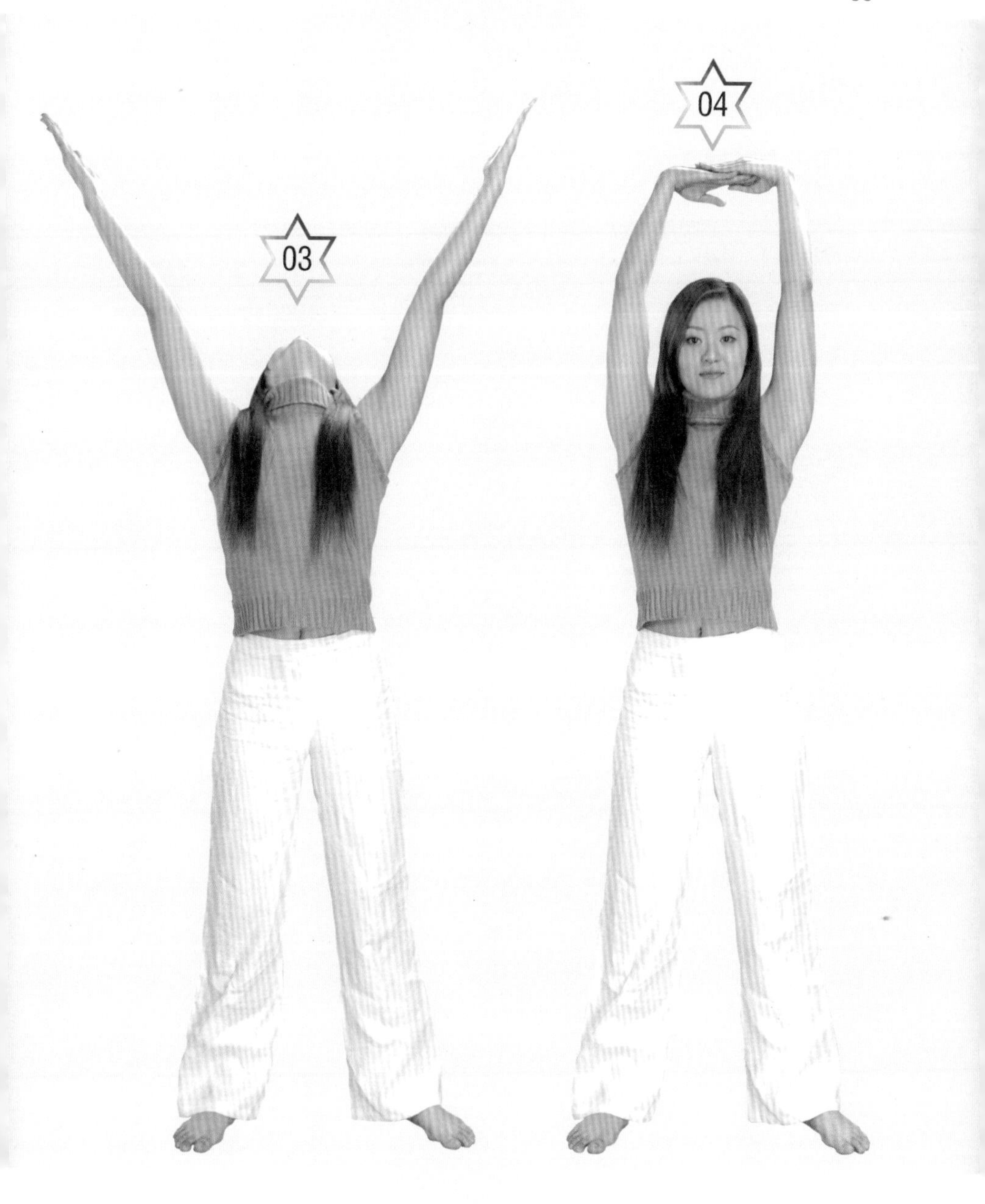
03
04

05 呼氣，上身慢慢向前屈至 90 度，手臂伸直，手心向內，指尖重疊，抬頭，保持 20 秒，自然呼吸。

06 上身前屈，手臂伸直，手心向上，指尖重疊。

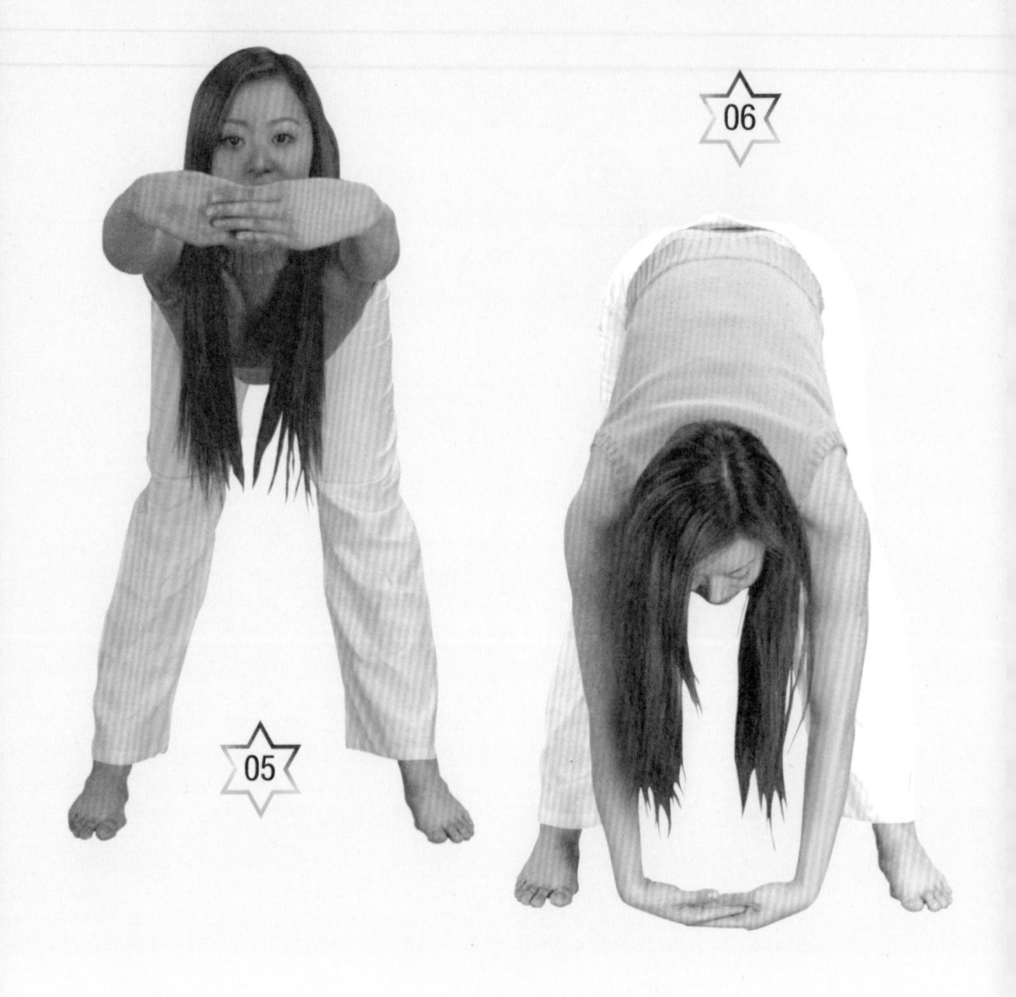

樹式（07－17）

◆功效：①擴展美化胸部，收緊腹肌和臀肌。

②集中注意力，提高身體平衡感及腿部能力。

★注意：初學者可根據自己的情況，將腳抵住腳踝或膝蓋的位置，隨著練習程度的提高，逐漸放於大腿內側。

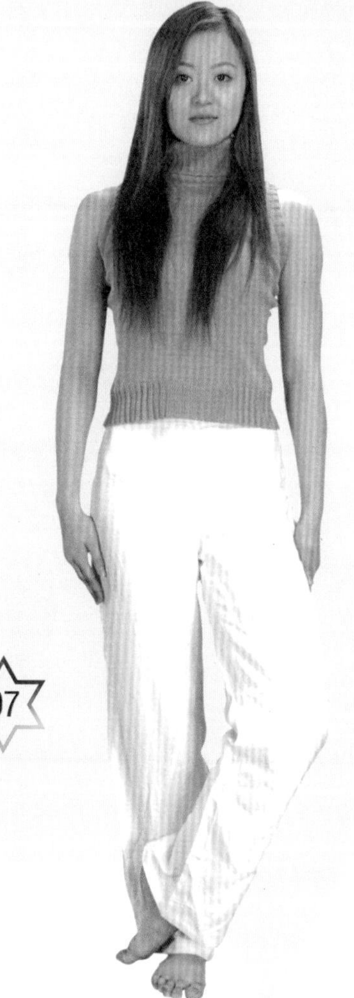

07

07　左腿微屈，腳尖置於右腳面外側，雙臂垂於體側。

08 左腿屈膝，腳尖置於右腿膝蓋前，吸氣，雙臂微屈上舉，指尖重疊。

09 屈左腿將左腳緊貼於右大腿內側，雙臂向上伸直，手心相對。向上收緊腹部，保持儘可能長的時間，做正常呼吸。

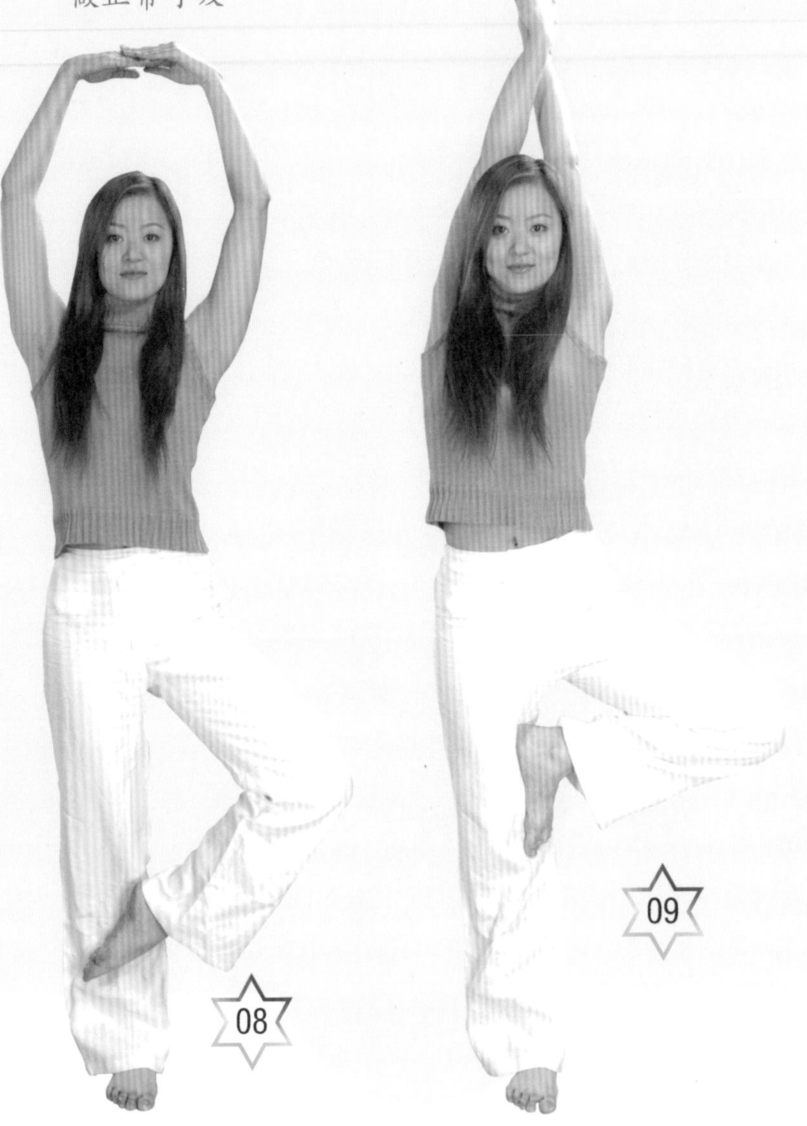

10　雙臂彎曲，交叉於腦後，自然呼吸。

11　雙臂彎曲，交叉於腦後，手扶肩，自然呼吸；緩緩還原成山立勢。

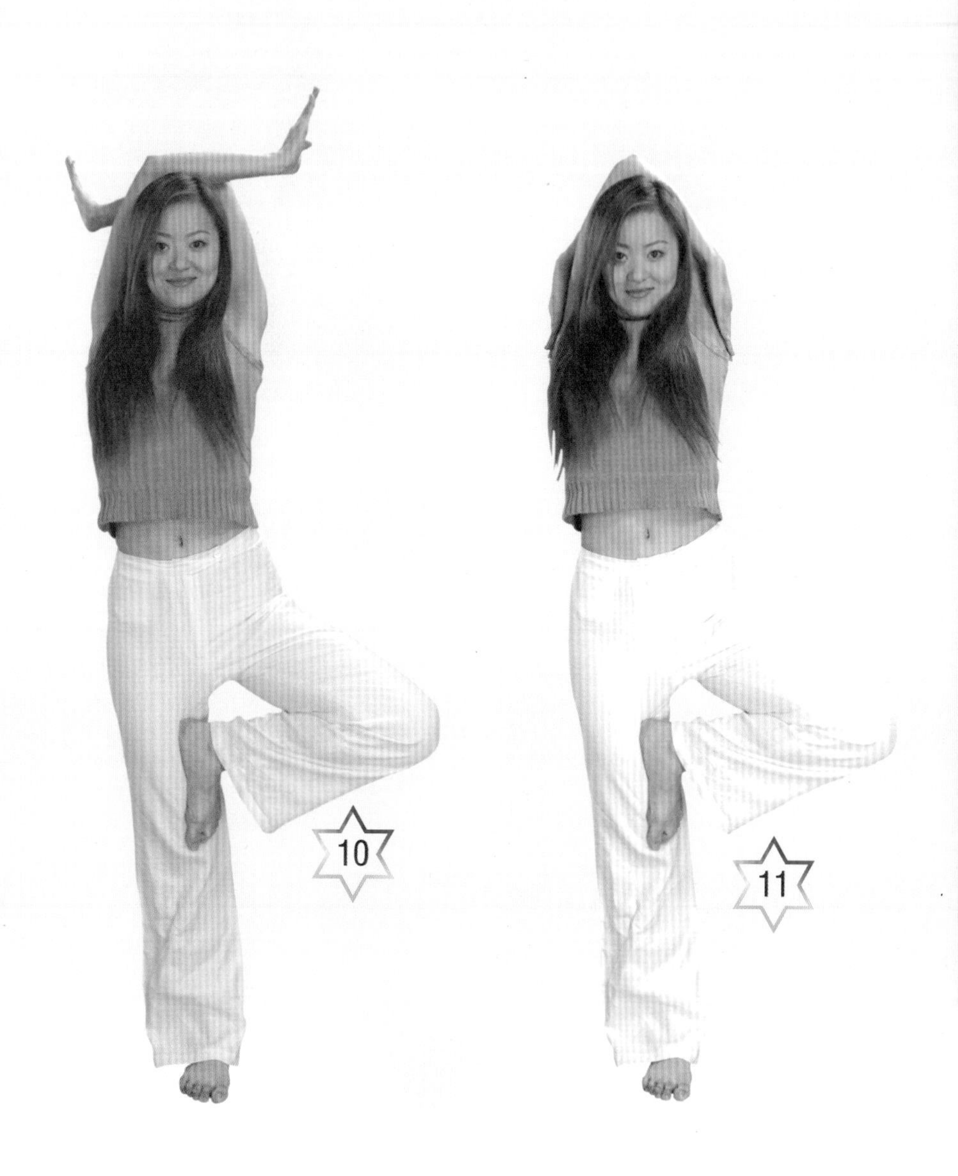

12　左腿屈膝，左腳背交錯於右腳背外側，吸氣，左臂伸直，隨上體向右倒，保持 10 秒，正常呼吸。

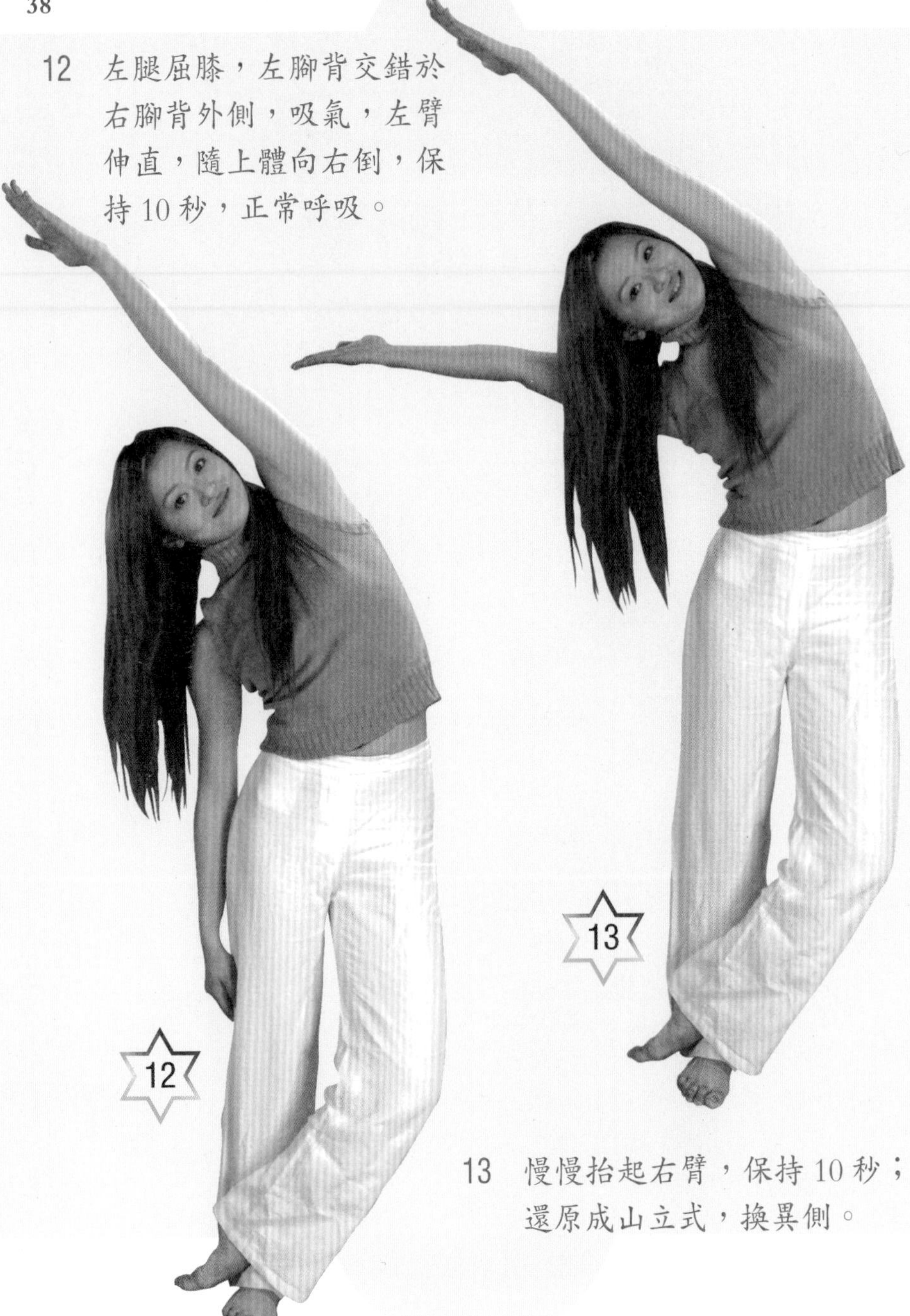

13　慢慢抬起右臂，保持 10 秒；還原成山立式，換異側。

14　兩腿彎曲，左腿放於右腿前，手臂纏繞雙手合十，保持姿勢，做深呼吸，下蹲，控制平衡，保持30秒左右，正常呼吸；還原成山立式，換異側。

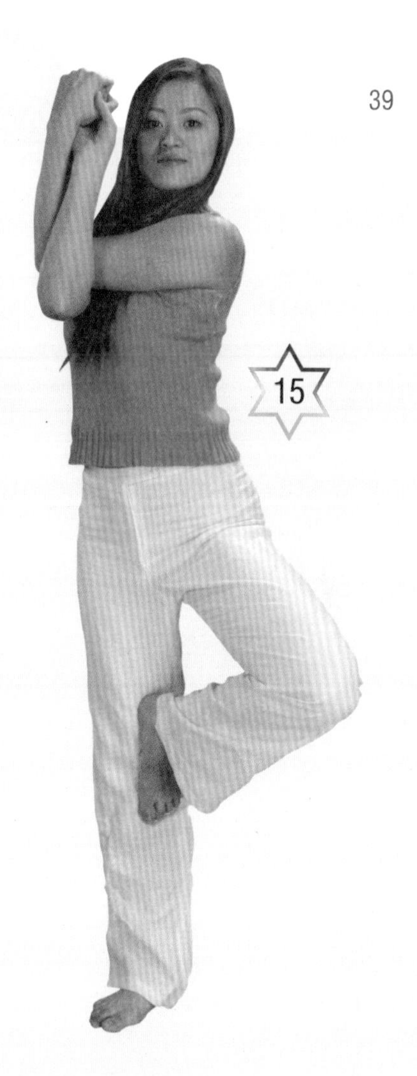

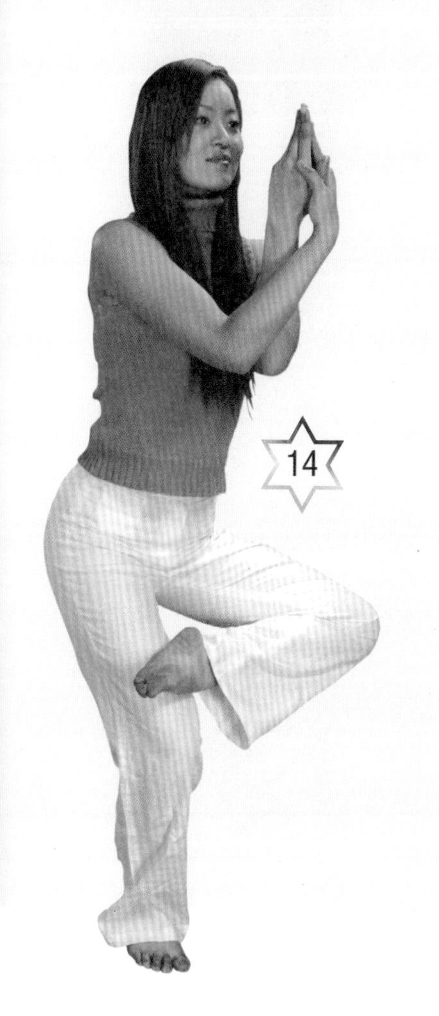

15　屈左腿，將左腳緊貼於右大腿內側，手臂纏繞握手，保持20秒；還原成山立勢，換異側。

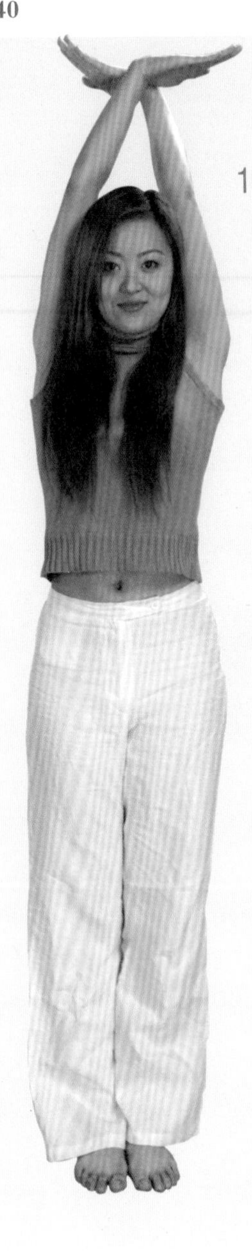

16　山立式，吸氣，雙臂慢慢向上舉起，手腕交叉，掌心向下，做6次正常呼吸。

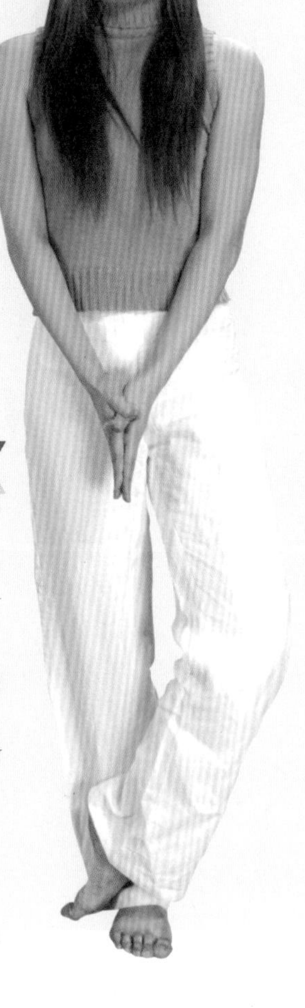

17　左腿屈膝，腳背交錯於右腳背外側，雙臂向下手心相對；自然呼吸，還原成山立式。

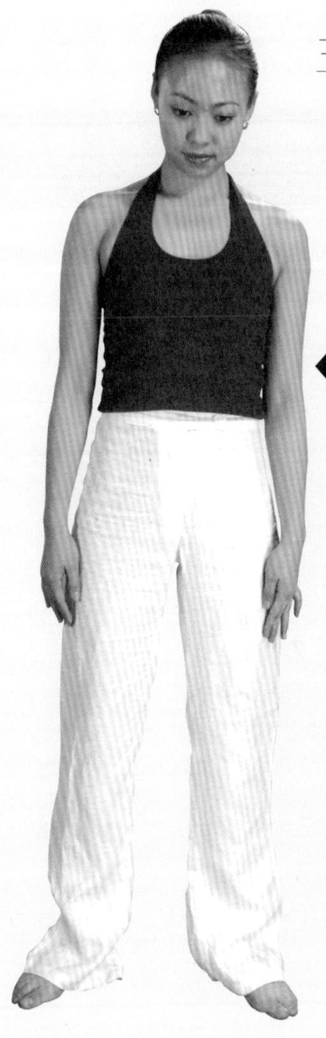

玉臂式（18－24）

◆功效：①擴展胸部，收緊腹部。
②旺盛精力，消除緊張和疲勞。
③強健手臂，消除上臂多餘脂肪。

18　山立式，呼氣，低頭。

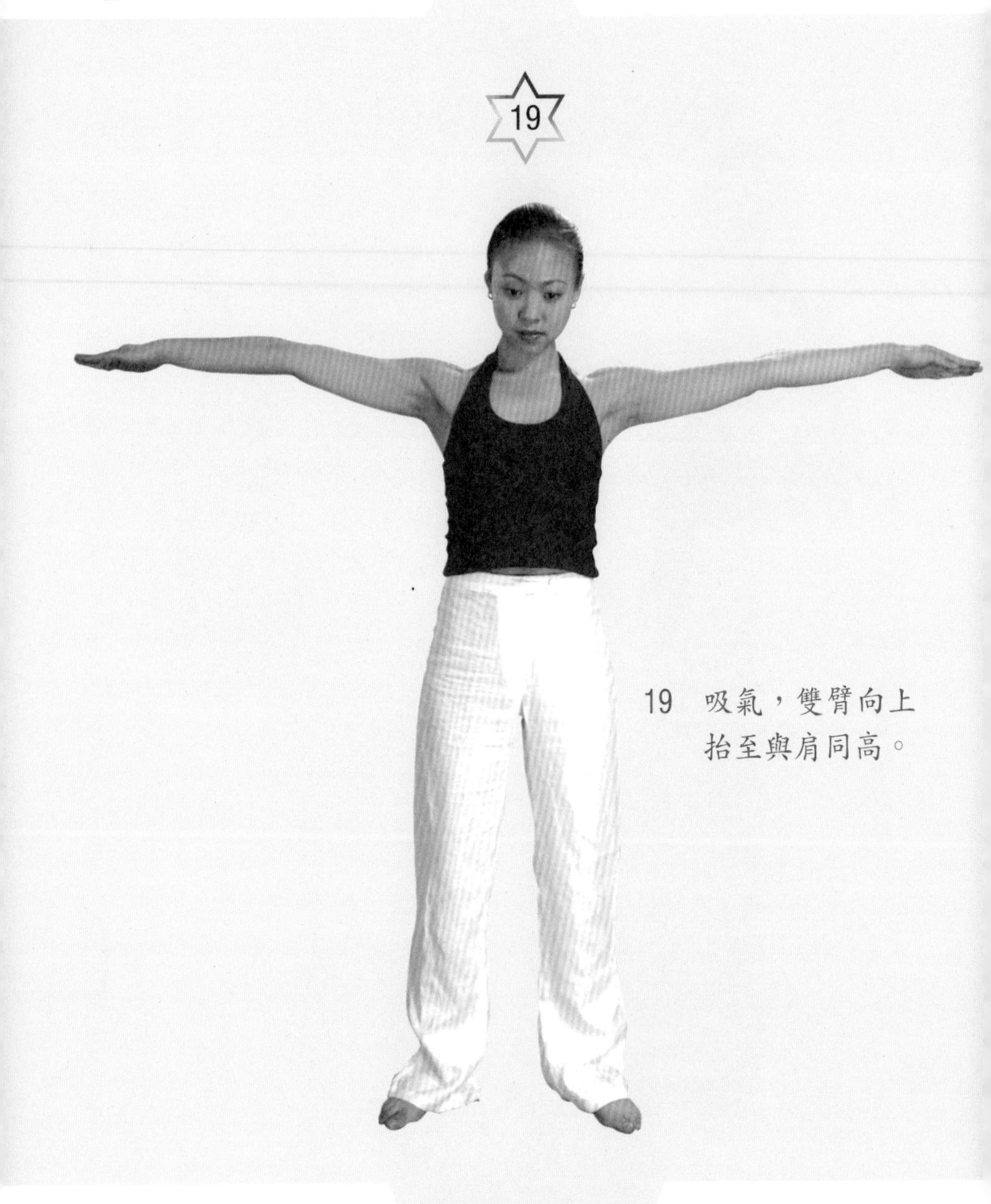

19 吸氣，雙臂向上抬至與肩同高。

20 雙臂向斜上方伸直，仰頭，
伸展頸部前側。

21 雙臂向上交叉，手心相對，
低頭，保持自然呼吸 30 秒。

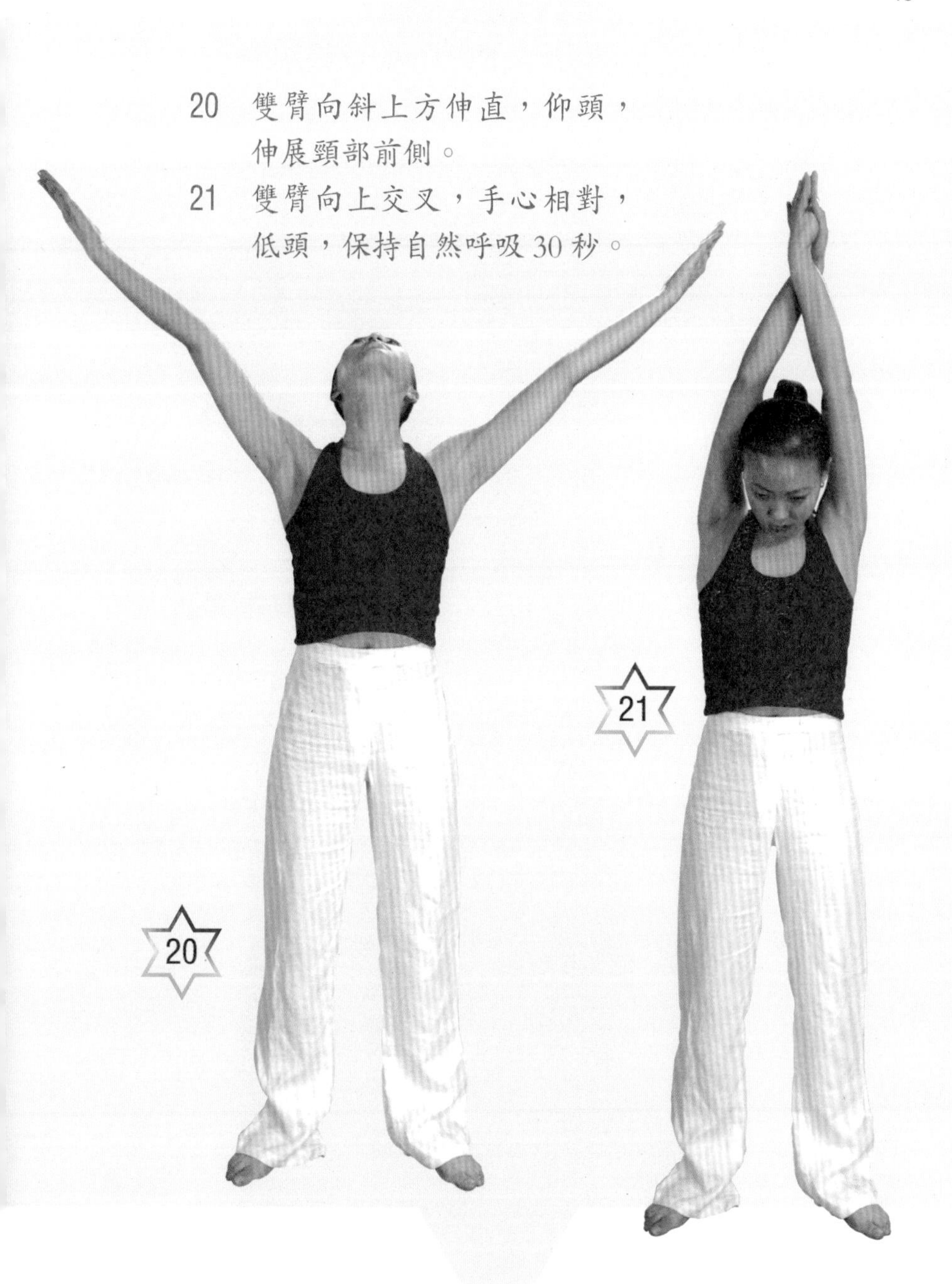

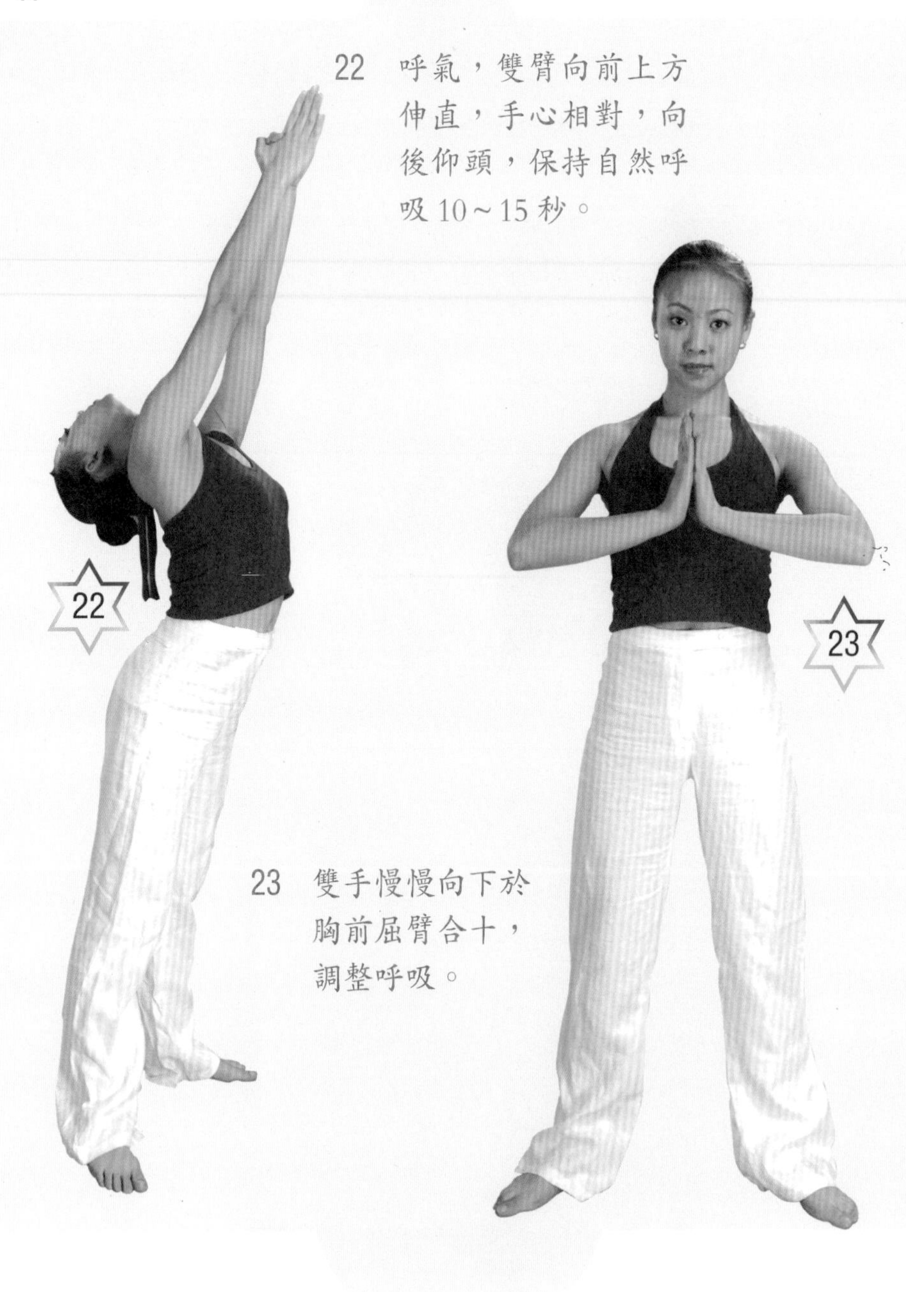

22　呼氣，雙臂向前上方伸直，手心相對，向後仰頭，保持自然呼吸 10～15 秒。

23　雙手慢慢向下於胸前屈臂合十，調整呼吸。

24　上體向前屈 90 度，雙臂平開，做 6 次均勻呼吸；
吸氣，還原成山立式。

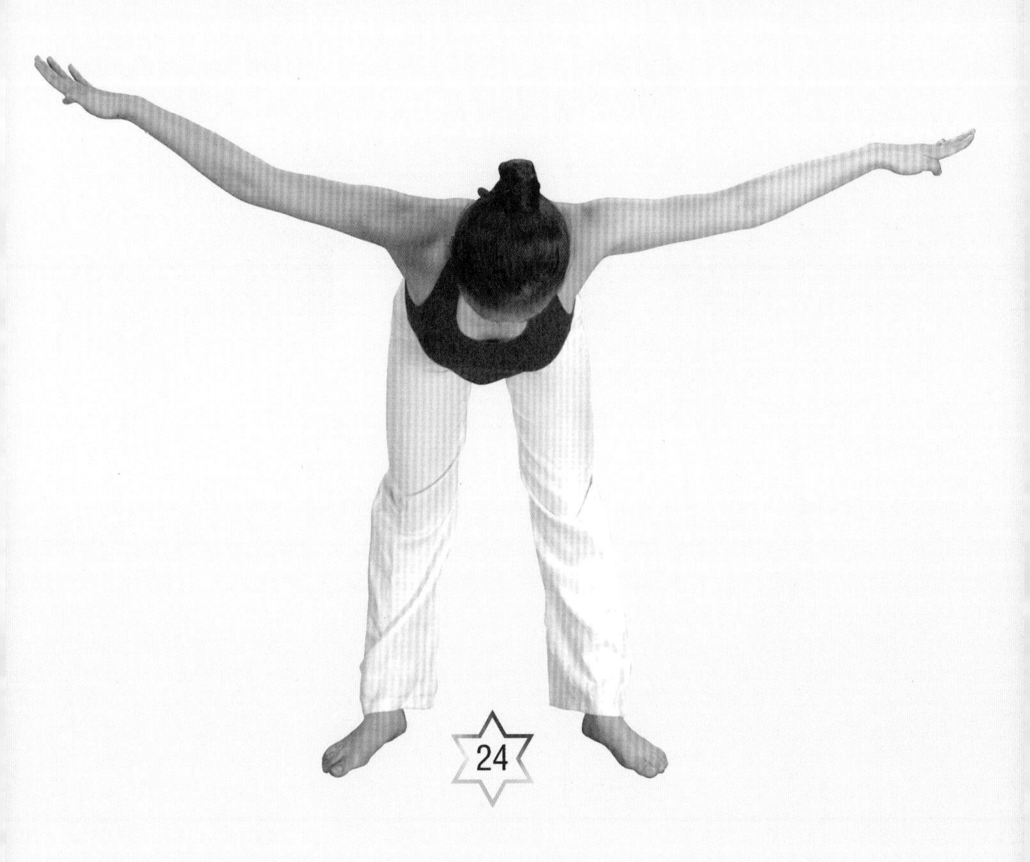

平衡式（25－29）

◆功效：①收緊腹部，按摩腹內臟器。
②增強身體的平衡感，集中注意力。
③減去臀部、背部的多餘脂肪。

★注意：此式在初學時可先靠牆練習。

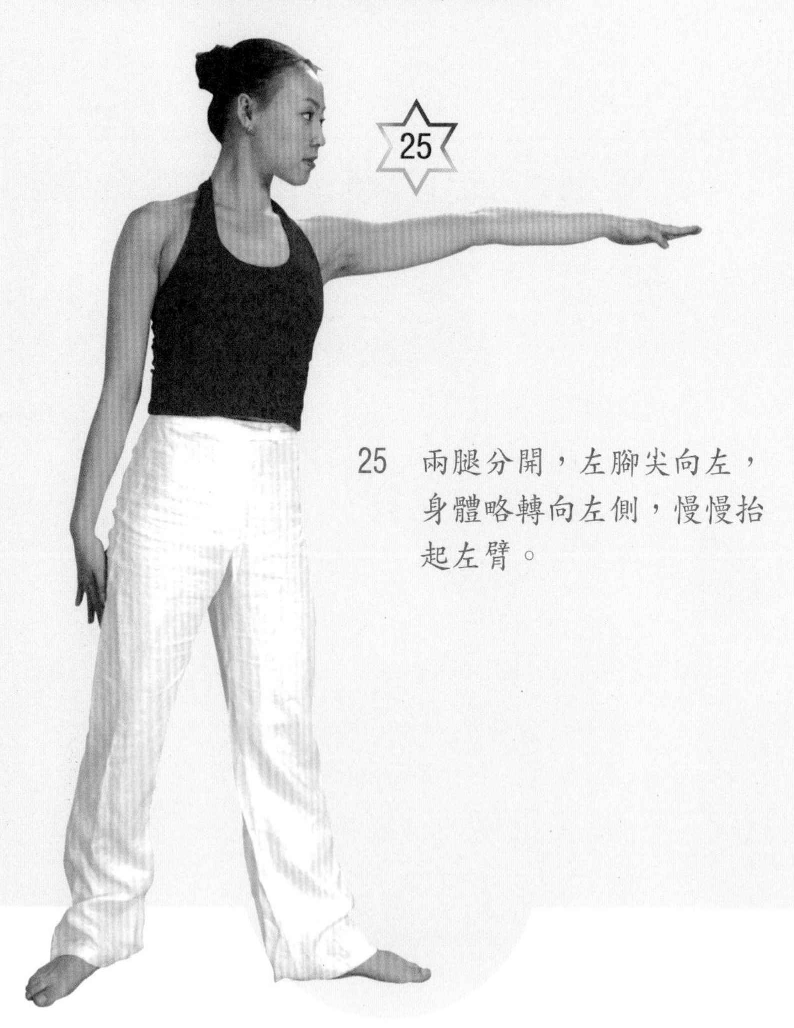

25　兩腿分開，左腳尖向左，身體略轉向左側，慢慢抬起左臂。

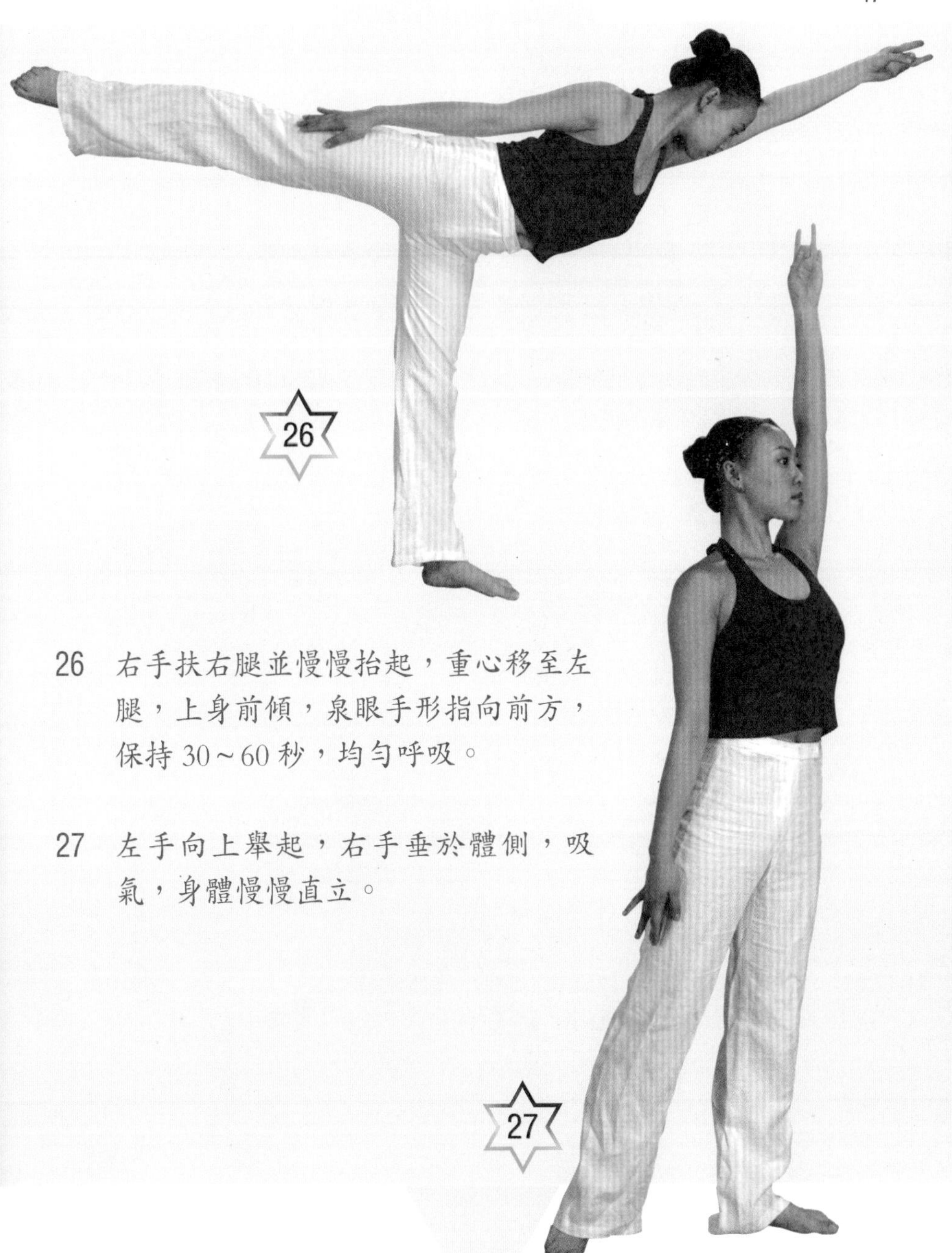

26 右手扶右腿並慢慢抬起，重心移至左腿，上身前傾，泉眼手形指向前方，保持 30～60 秒，均勻呼吸。

27 左手向上舉起，右手垂於體側，吸氣，身體慢慢直立。

28　屈右腿，左手抓住右腳，左臂向上伸直，保持 30～60 秒。

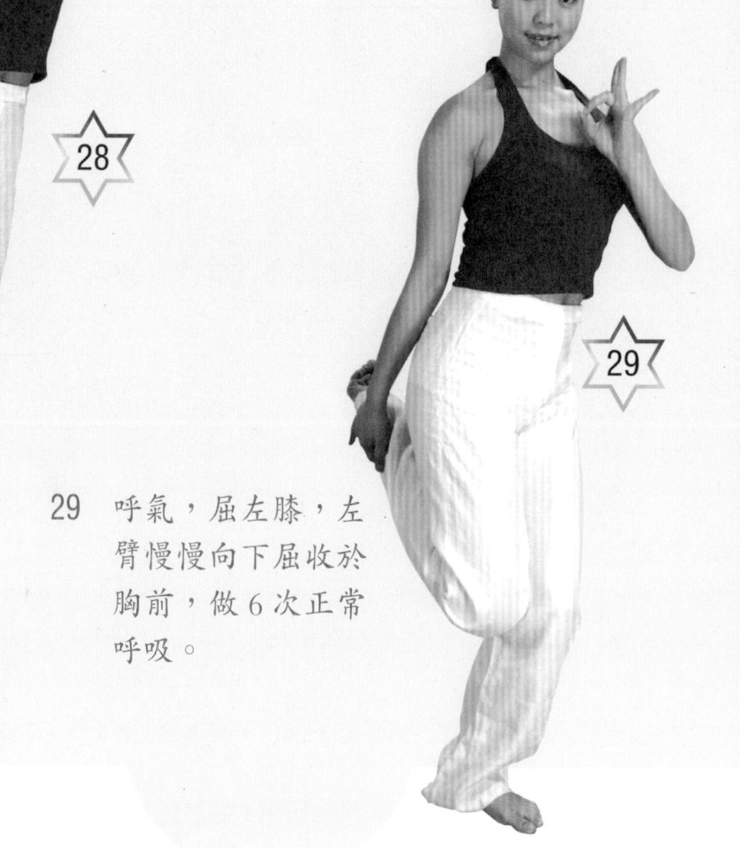

29　呼氣，屈左膝，左臂慢慢向下屈收於胸前，做 6 次正常呼吸。

舞蹈式（30）

◆功效：①提高臀位線，收緊腰、臀部肌肉。

②加強腿部力量及柔韌性，提高平衡能力。

★注意：練習時儘量放鬆肩關節；初學者先扶牆練習。

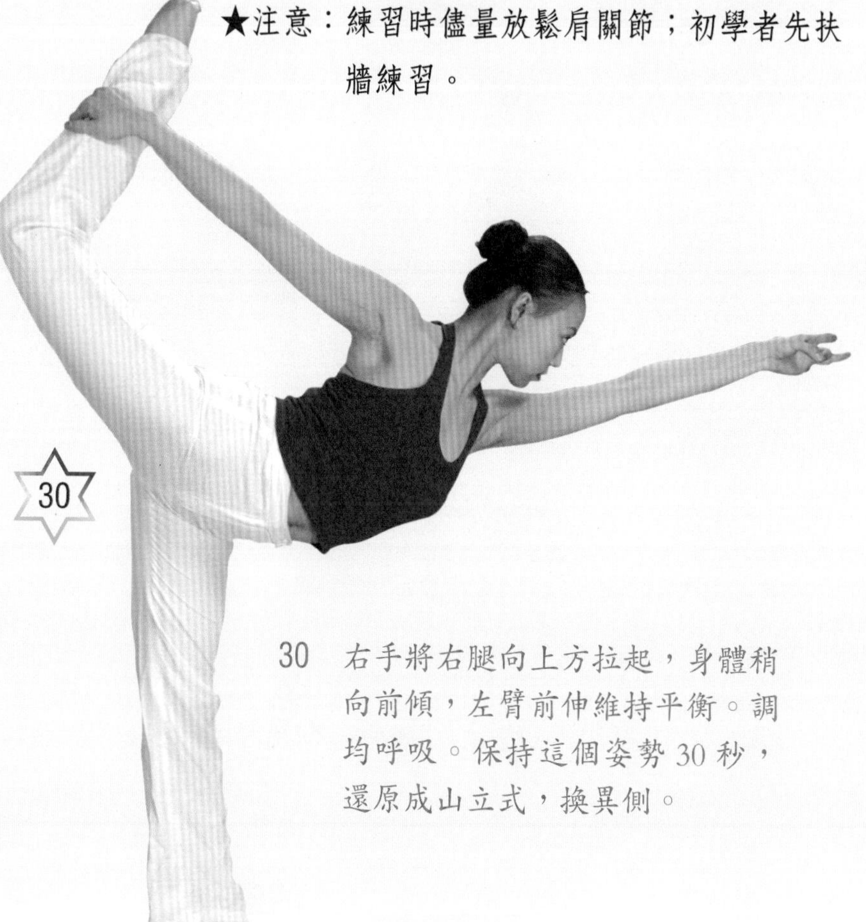

30　右手將右腿向上方拉起，身體稍向前傾，左臂前伸維持平衡。調均呼吸。保持這個姿勢 30 秒，還原成山立式，換異側。

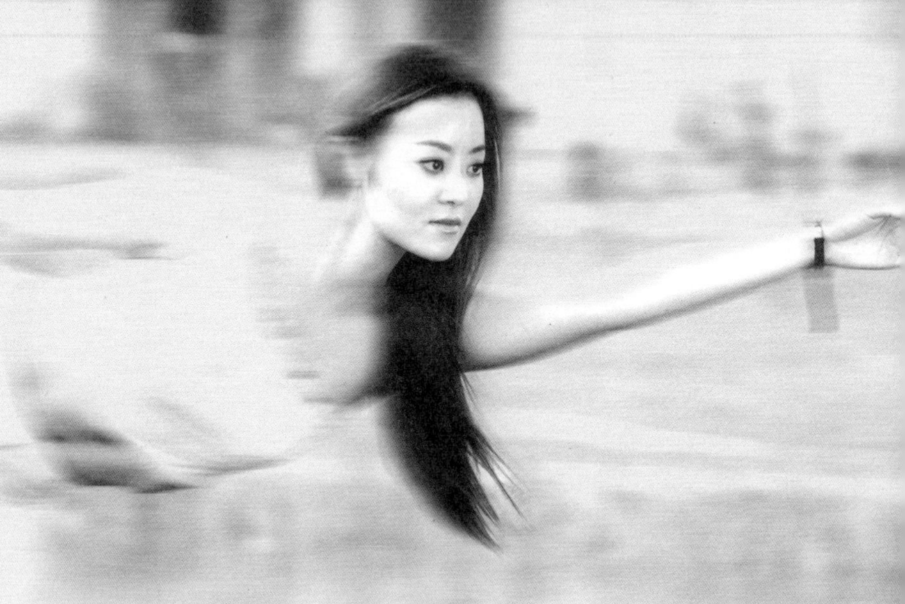

瑜伽秀體小品之流暢之源

潺潺的溪水撥動著琴弦，
聲音是那樣的動聽，那樣的感人，
此刻——化做一滴水，一股泉，融入這溪流……

白楊式（01－07）

◆功效：①柔化身體線條，防止胸部下垂

②提高平衡能力，預防肩周炎，懼高症等。

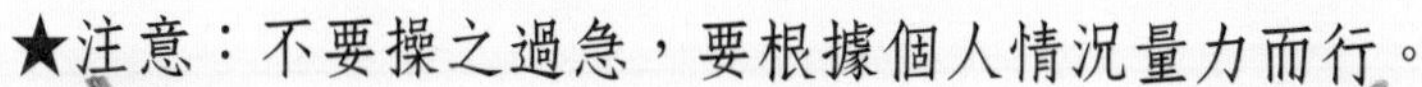

★注意：不要操之過急，要根據個人情況量力而行。

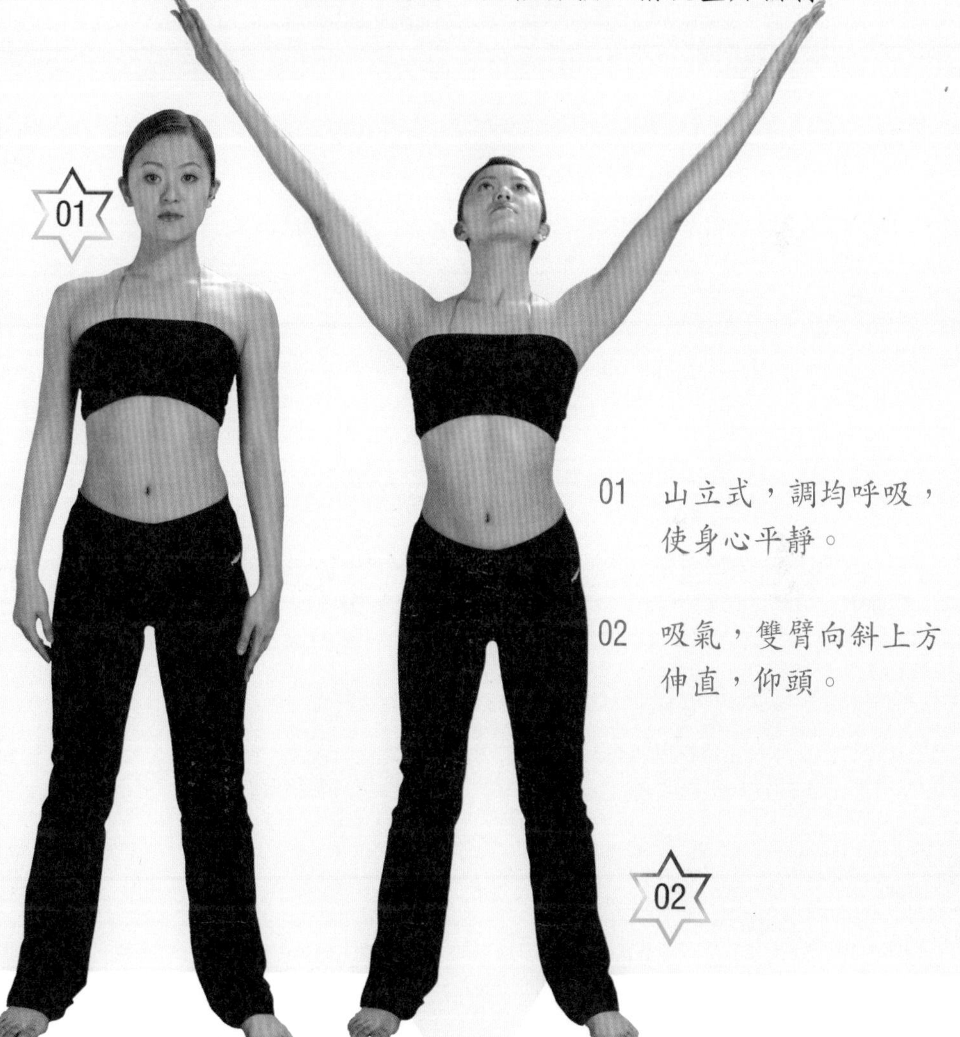

01　山立式，調均呼吸，使身心平靜。

02　吸氣，雙臂向斜上方伸直，仰頭。

03 雙臂上舉交叉，手心相對，低頭，
保持自然呼吸 30 秒。

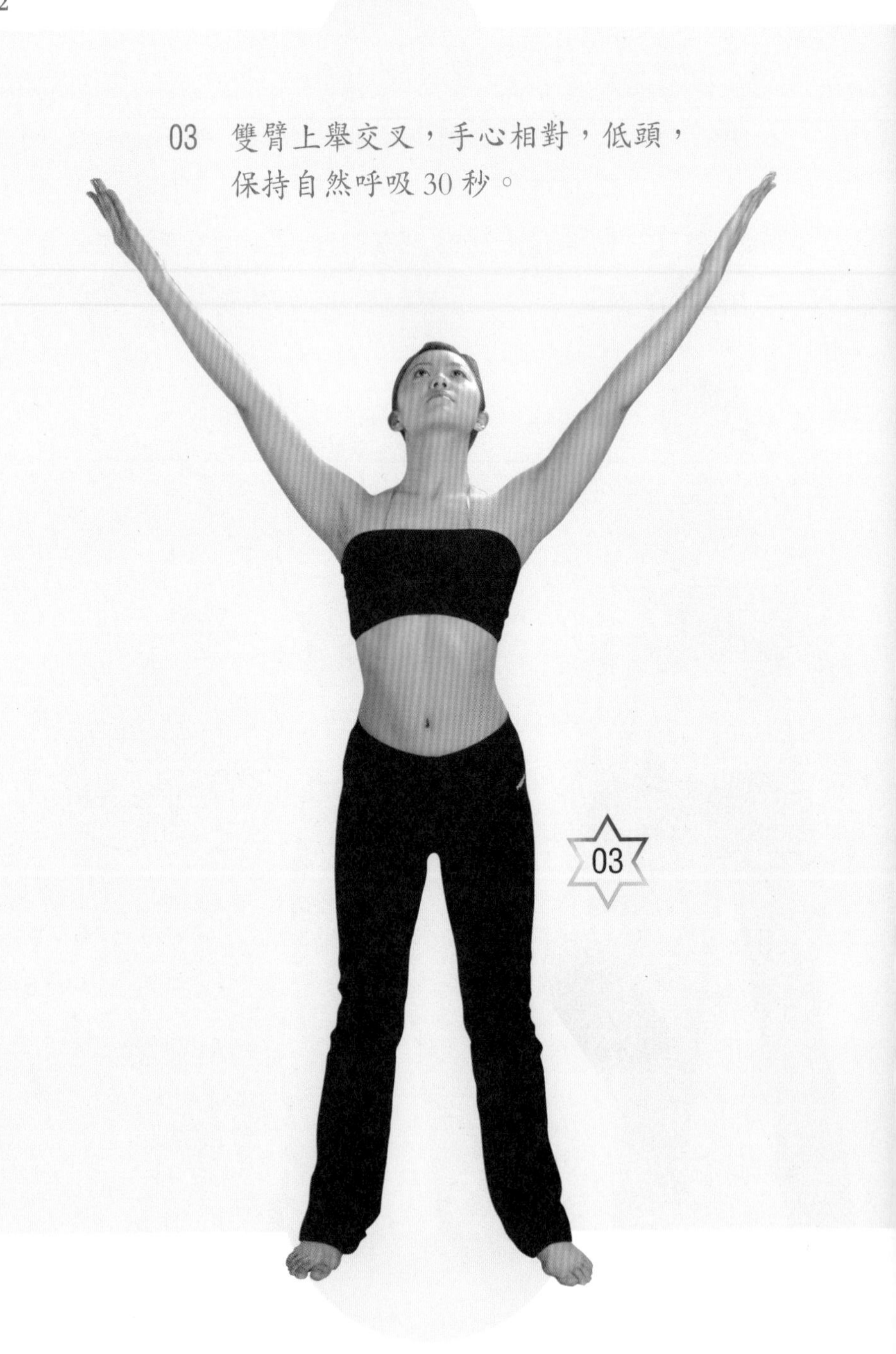

04　呼氣，左腿微屈，腳尖置於右腳面外側，
雙臂緩緩下落於體側，低頭。

05　慢慢將左腳抬至右大腿前側。

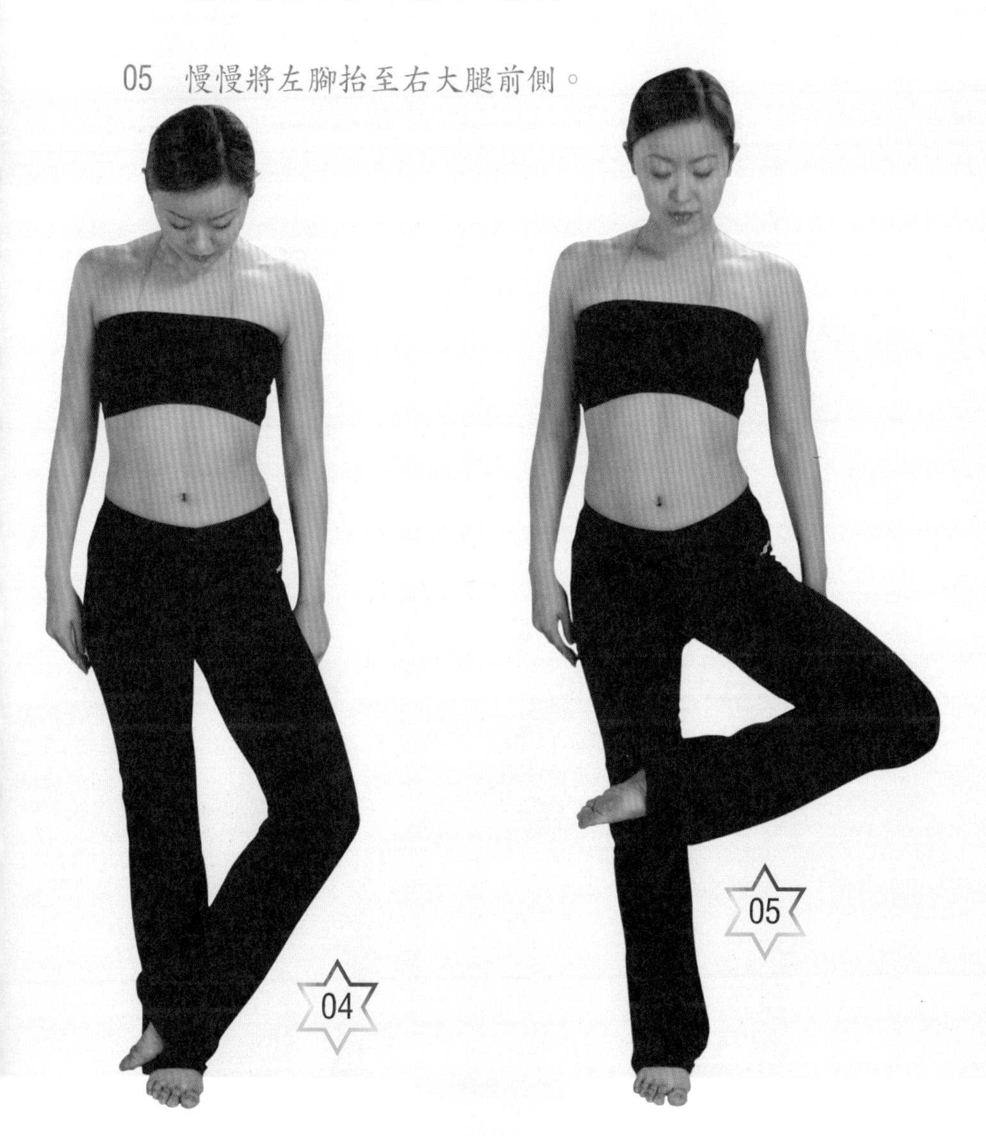

06 雙臂緩緩向上彎起。

07 雙臂向上伸直交叉，手心相對，向上收緊腹部，保持盡可能長的時間，做正常呼吸。

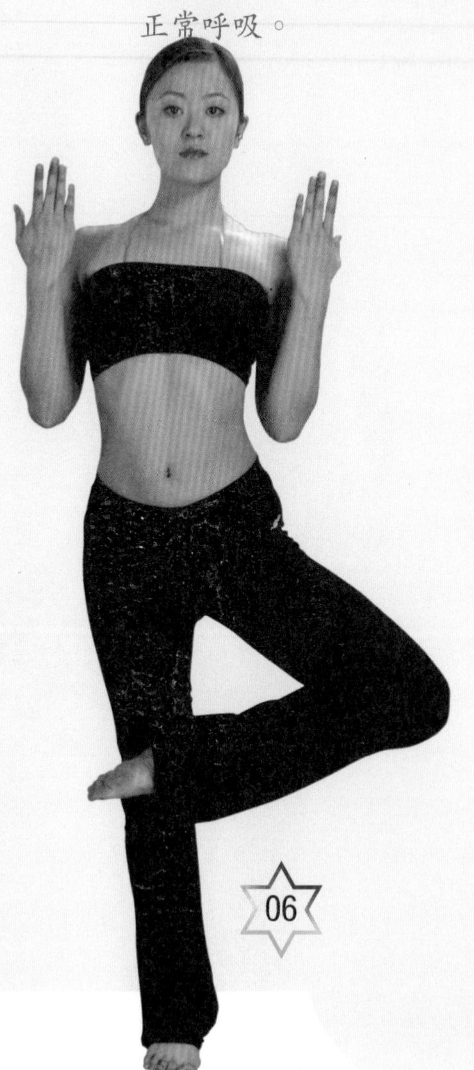

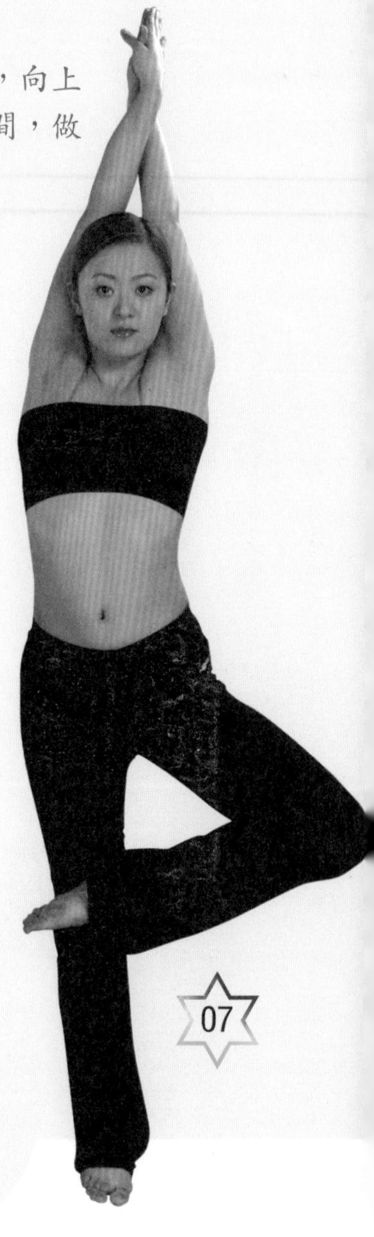

飛鷹式（08－12）

◆功效：①加強腿部，背部力量。

②改善體態，提高人體平衡感。

③為頭部補充新鮮血液，使臉色紅潤。

★注意：動作過程中儘量地伸展上背肌肉。

08　下蹲上體前屈，屈臂，手心相對於胸前；注意放鬆肩部肌肉和關節。

09　雙臂向前伸直交叉，手心相對，伸展背部，自然呼吸。

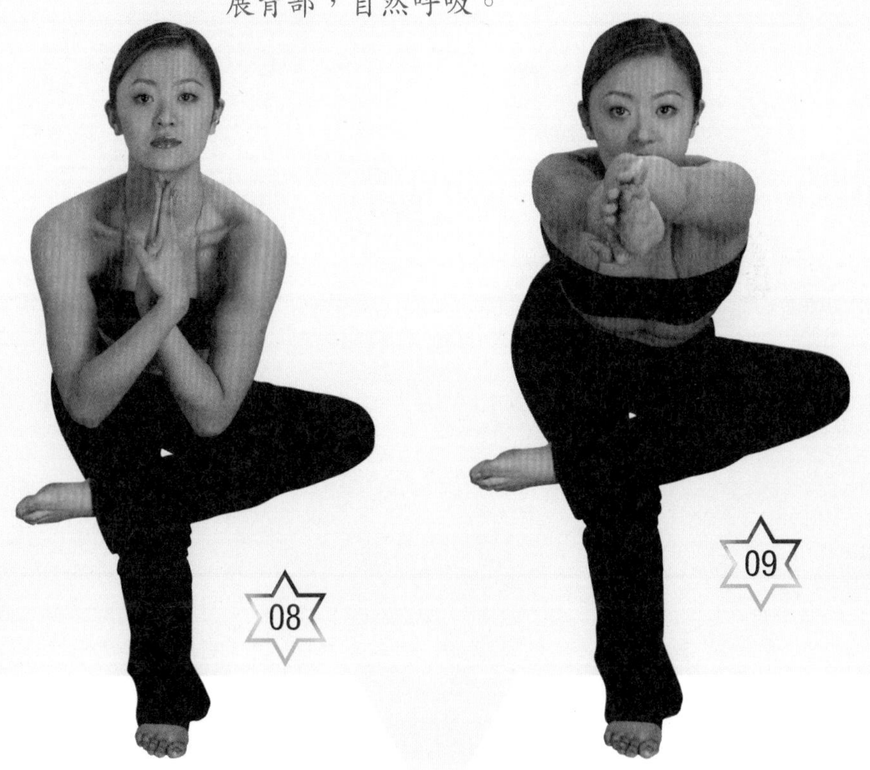

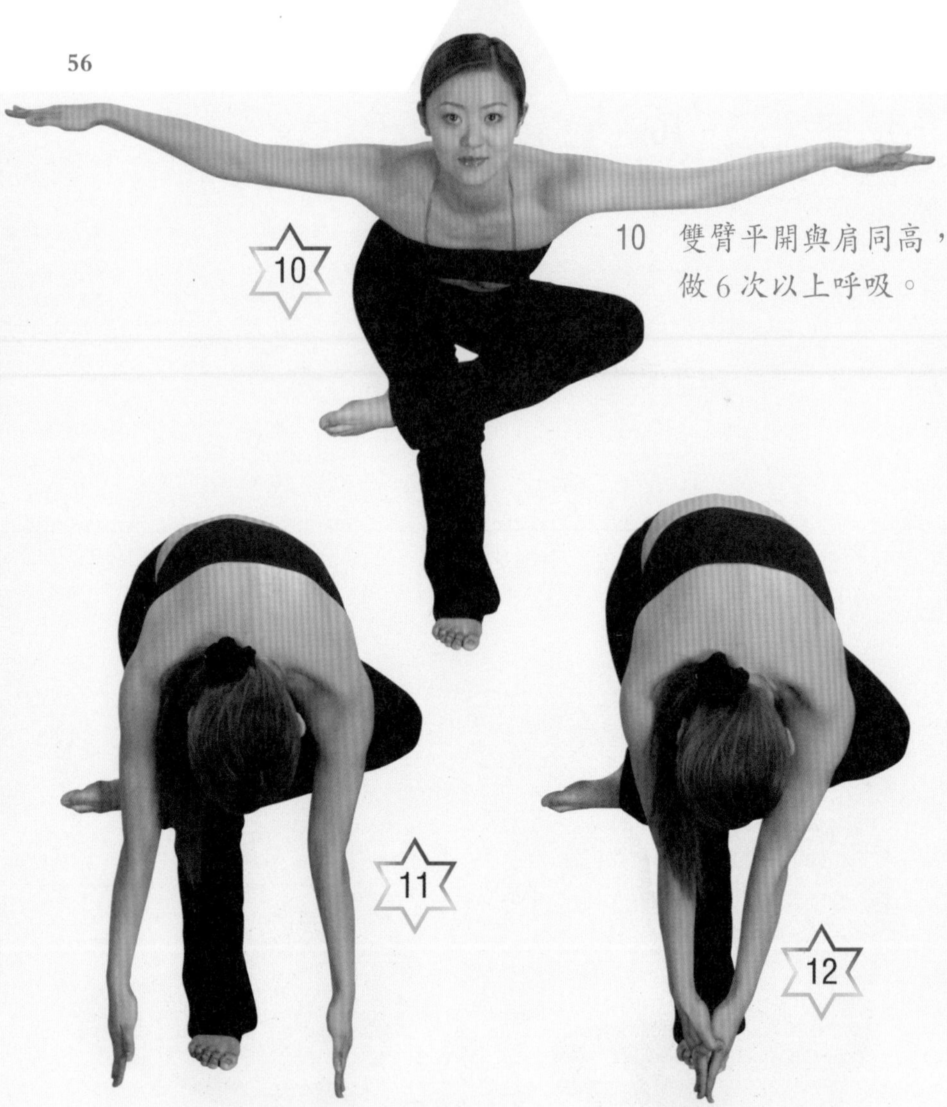

10　雙臂平開與肩同高，做 6 次以上呼吸。

11　呼氣，上體前屈，雙臂分開與肩同寬，向下伸直，指尖點地，保持 30 秒，均勻呼吸。

12　手心相對，指尖點地；吸氣，還原成山立式，換異側。

角度式（13−16）

◆功效：①伸拉背部和腿部後側的肌肉及韌帶。
②加強面部血液循環，減緩心率。
③使人變得平和、安靜，治療肩周炎、消化不良等症。

★注意：初學者兩手可在身後互握，高血壓患者只做第一步即可。

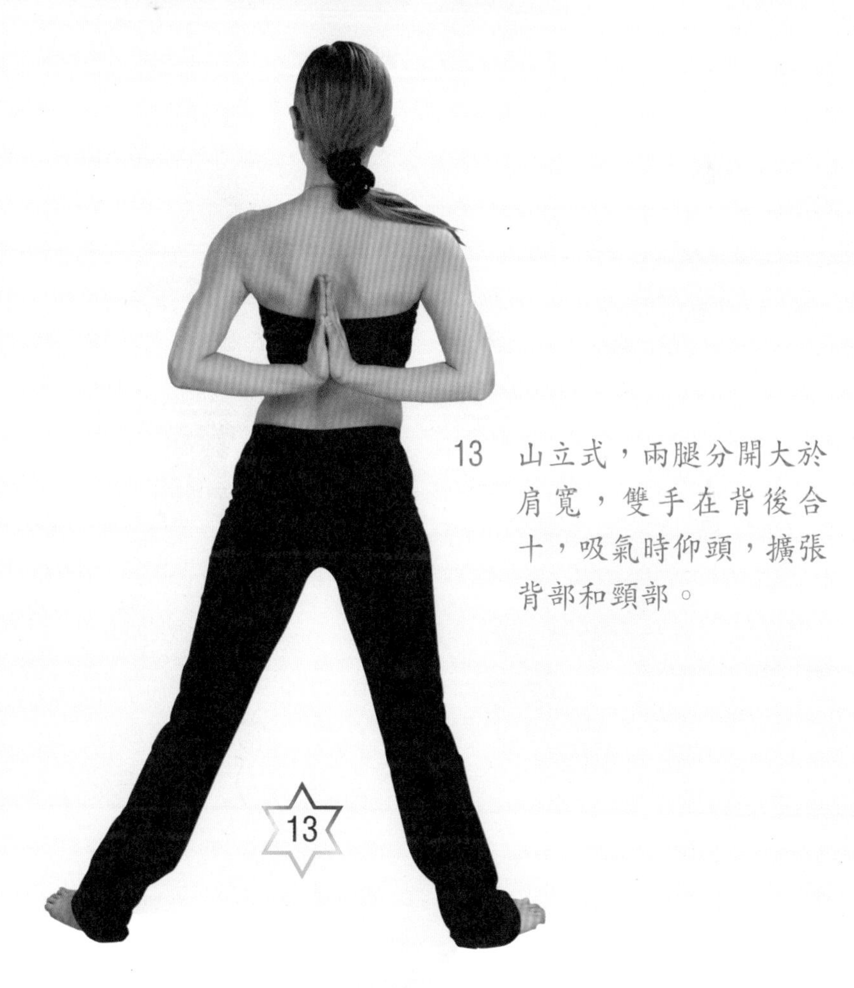

13　山立式，兩腿分開大於肩寬，雙手在背後合十，吸氣時仰頭，擴張背部和頸部。

14　呼氣，上體前屈，儘量伸展脊柱，頭靠近右小腿，雙臂伸直，做 6 次以上的深呼吸。

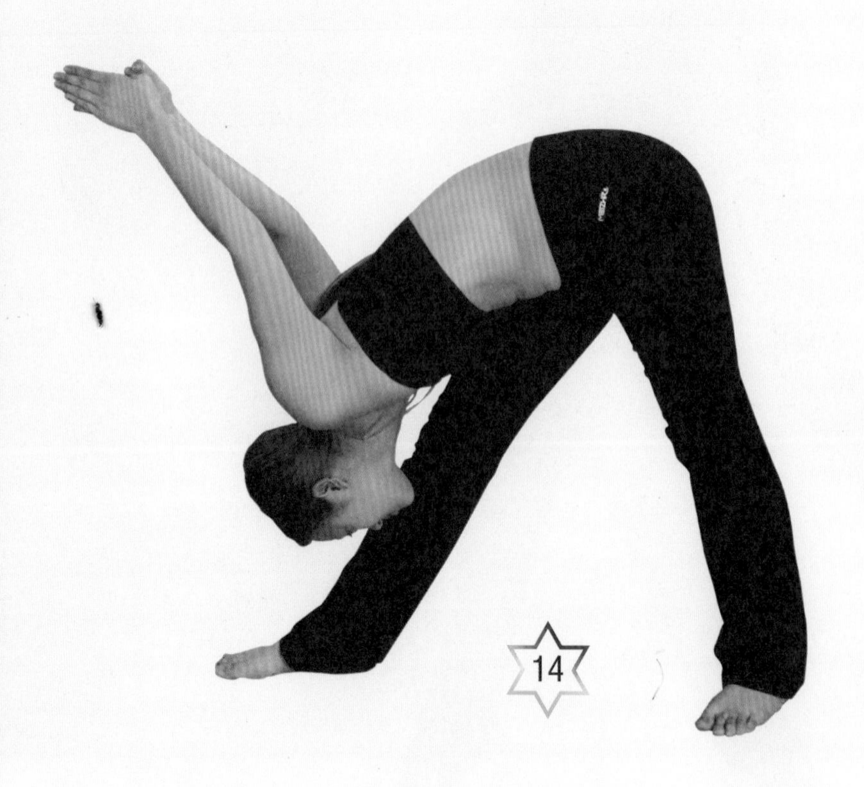

14

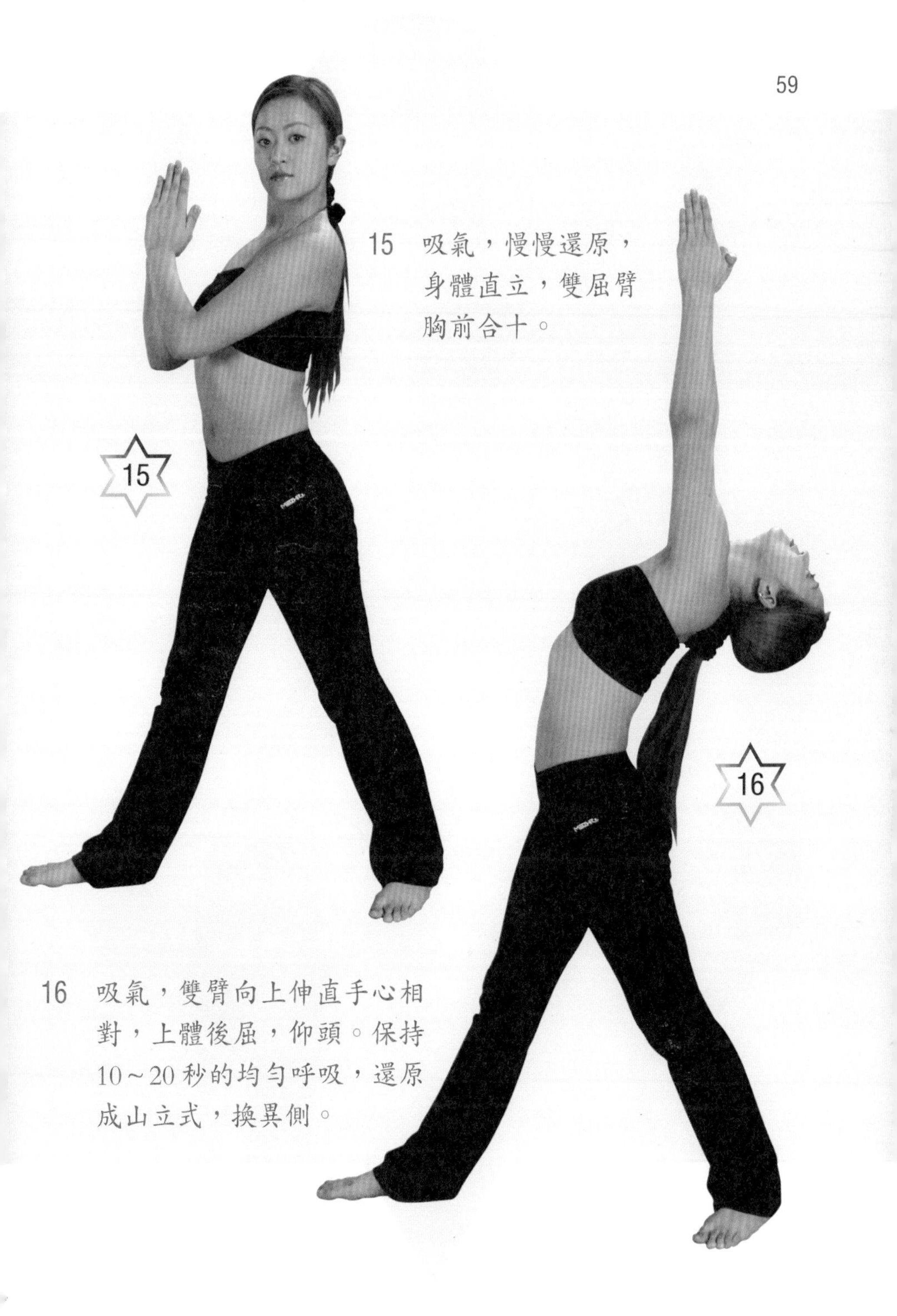

15 吸氣，慢慢還原，身體直立，雙屈臂胸前合十。

16 吸氣，雙臂向上伸直手心相對，上體後屈，仰頭。保持10～20秒的均勻呼吸，還原成山立式，換異側。

海鷗式（17－20）

◆功效：①加強胸部和腹部血液循環。

②減去腿部多餘脂肪，收緊臀肌。

③預防靜脈曲張、關節炎等症。

★注意：初學者不要強迫自己練習，可先將手與腿的動作分開練。

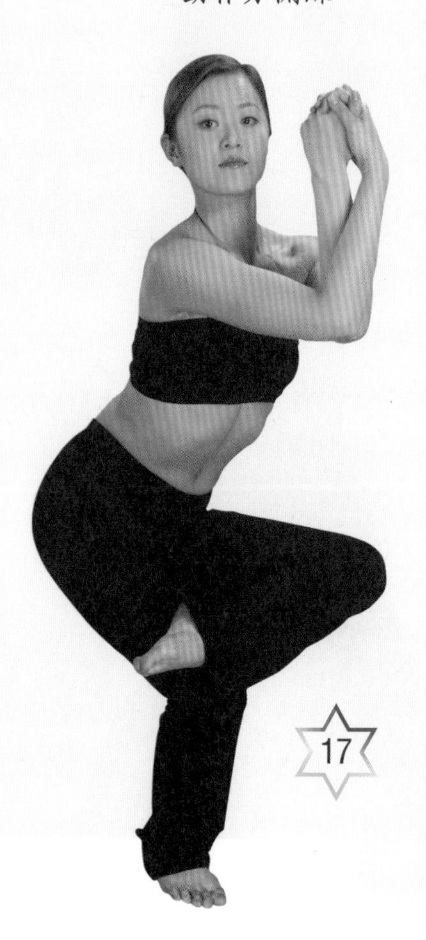

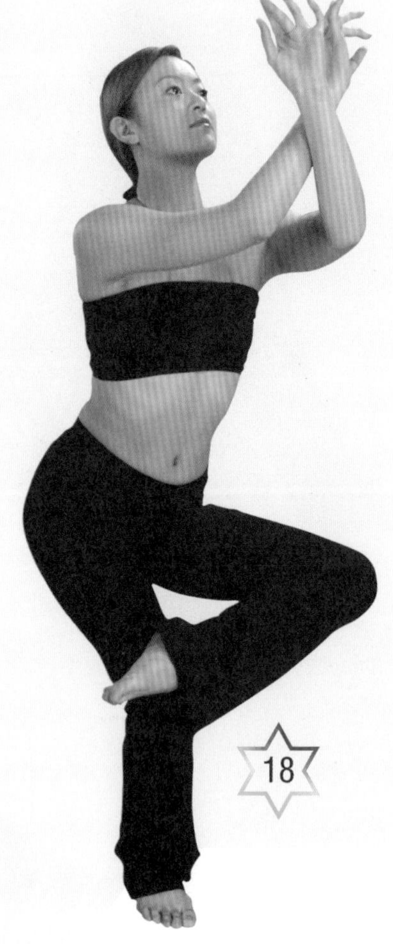

17 山立式開始，兩腿屈膝，左腳放在右腿膝蓋上，背微成弧形，屈臂交叉，手心相對，保持這一姿勢30秒，均勻呼吸。

18 屈臂，手腕交叉，手心向外，仰頭，保持10秒。

19 屈臂，左手扶住右肘，保持10秒。

20 交叉雙臂，以手扶肘於頸後，保持10秒；呼氣，還原成山立式，換異側。

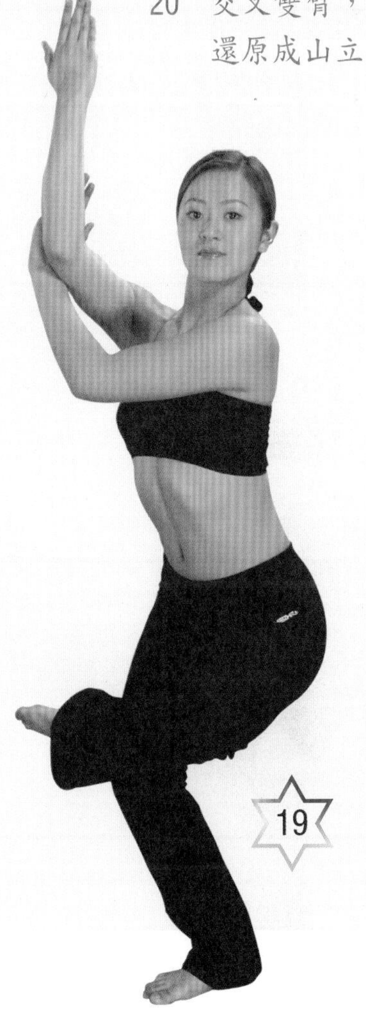

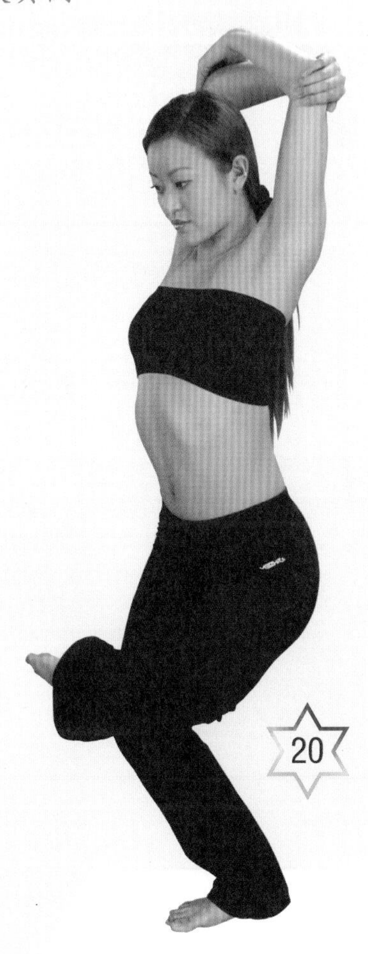

瑜伽秀體小品之心靈延伸

悠揚輕脆的鐘聲撥動清麗怡人的心弦，
相約久違的寧靜，
放飛我們的心靈。

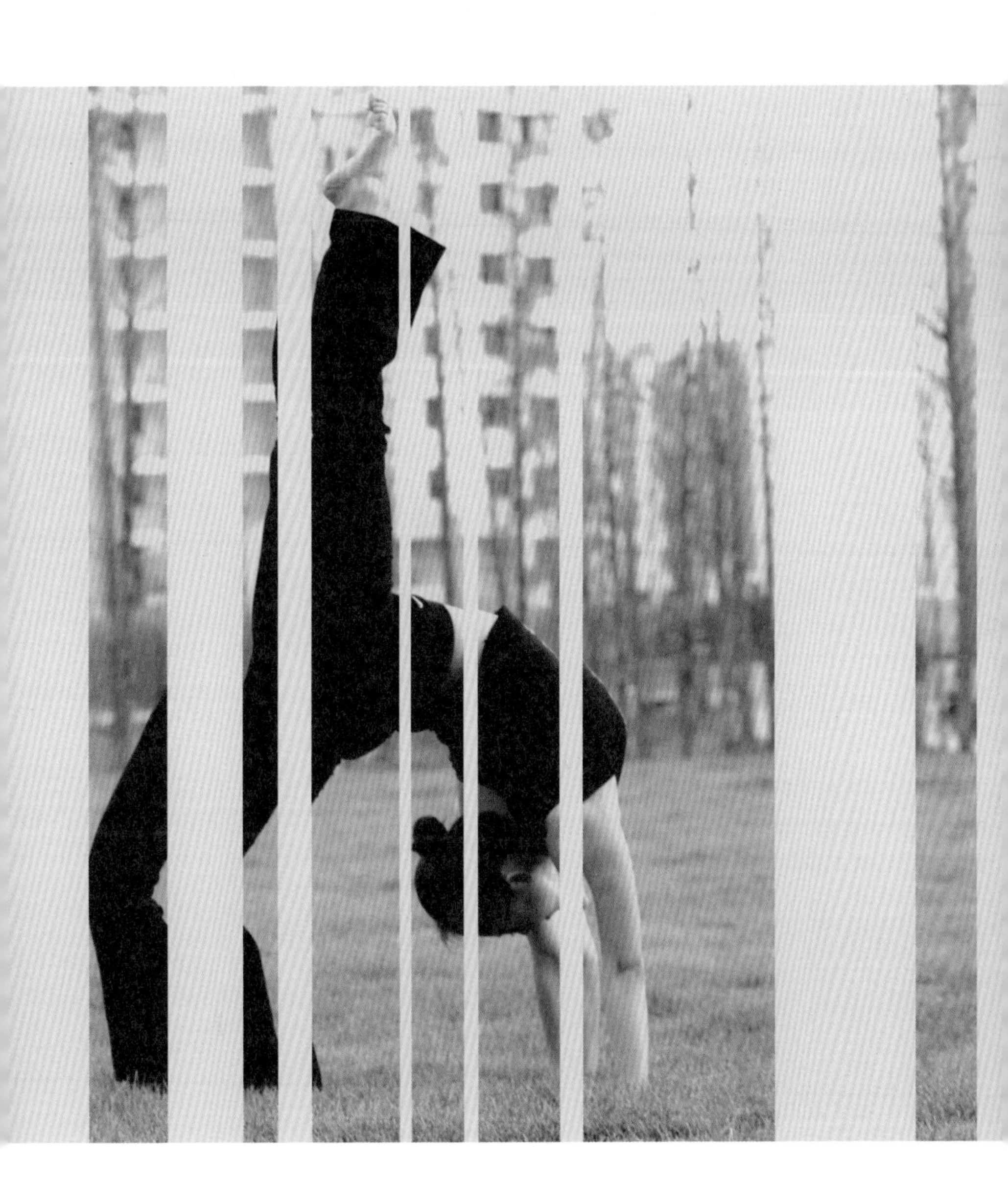

脊柱伸展式（01－06）

◆功效：①使脊柱充滿彈性。
②按摩腹內臟器。
③緩解痛經及腰部疼痛，
使人頭腦清新。

★注意：初學者可將手放在膝蓋上，但要
儘量保持背部及腿部伸直。

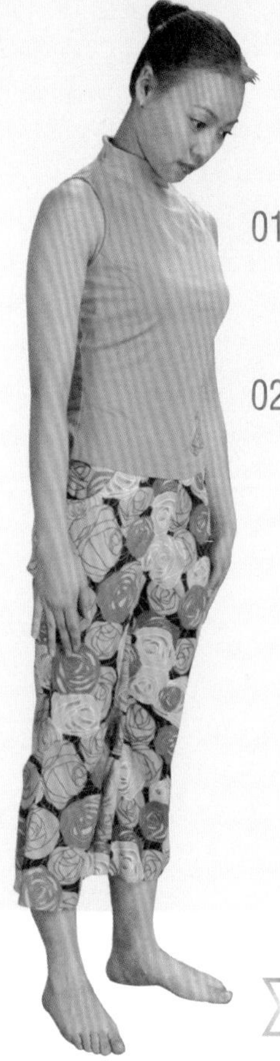

01 山立式，低頭，
調整呼吸。

02 吸氣，雙手向上
伸直，仰頭。

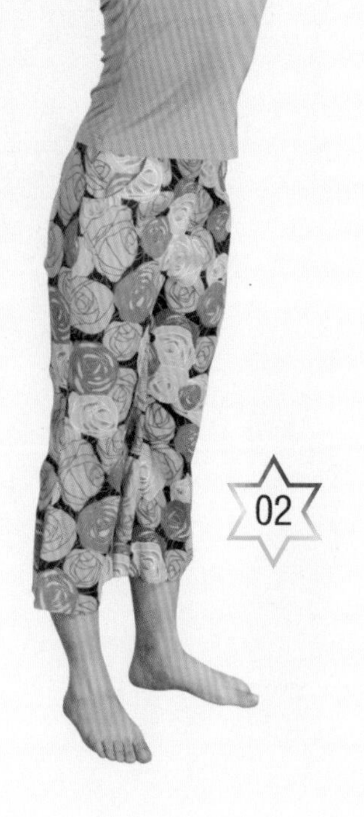

02

01

03 雙臂向上伸直，手心相對，泉眼手形，上體向後屈，仰頭，正常呼吸，保持20秒。

04 呼氣，雙臂緩緩向下屈於胸前。

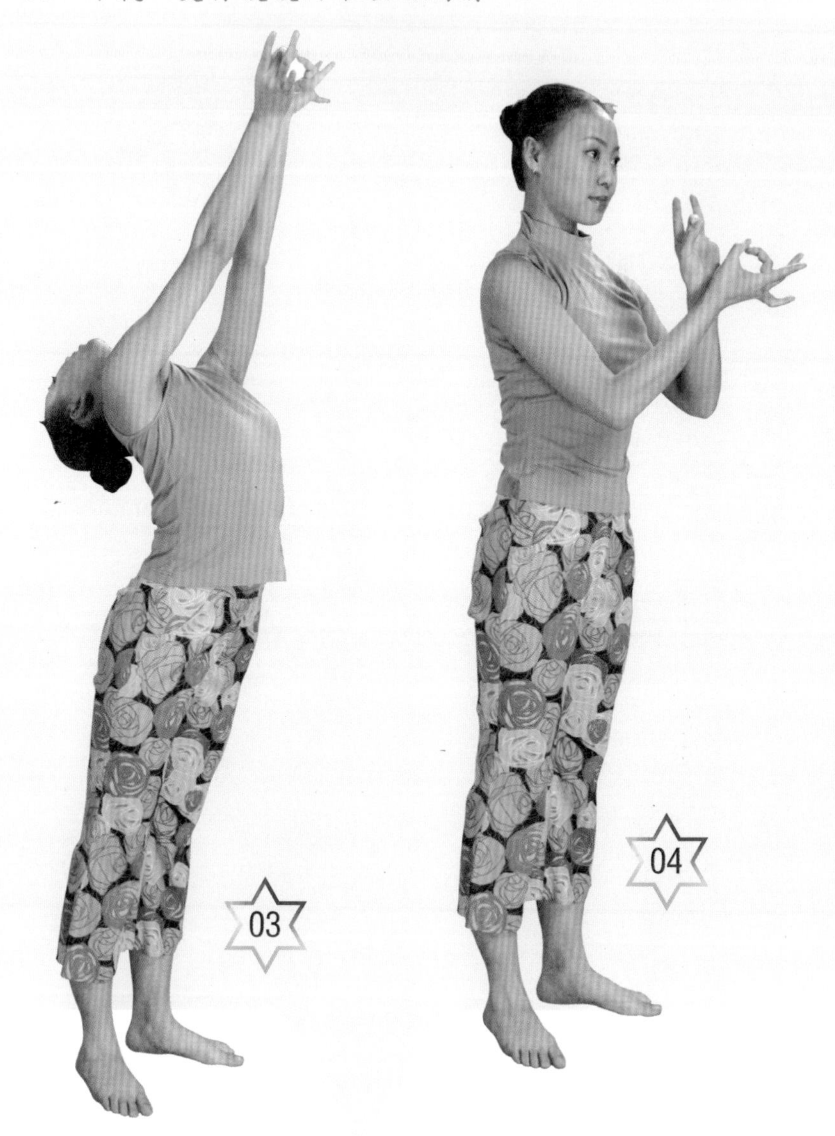

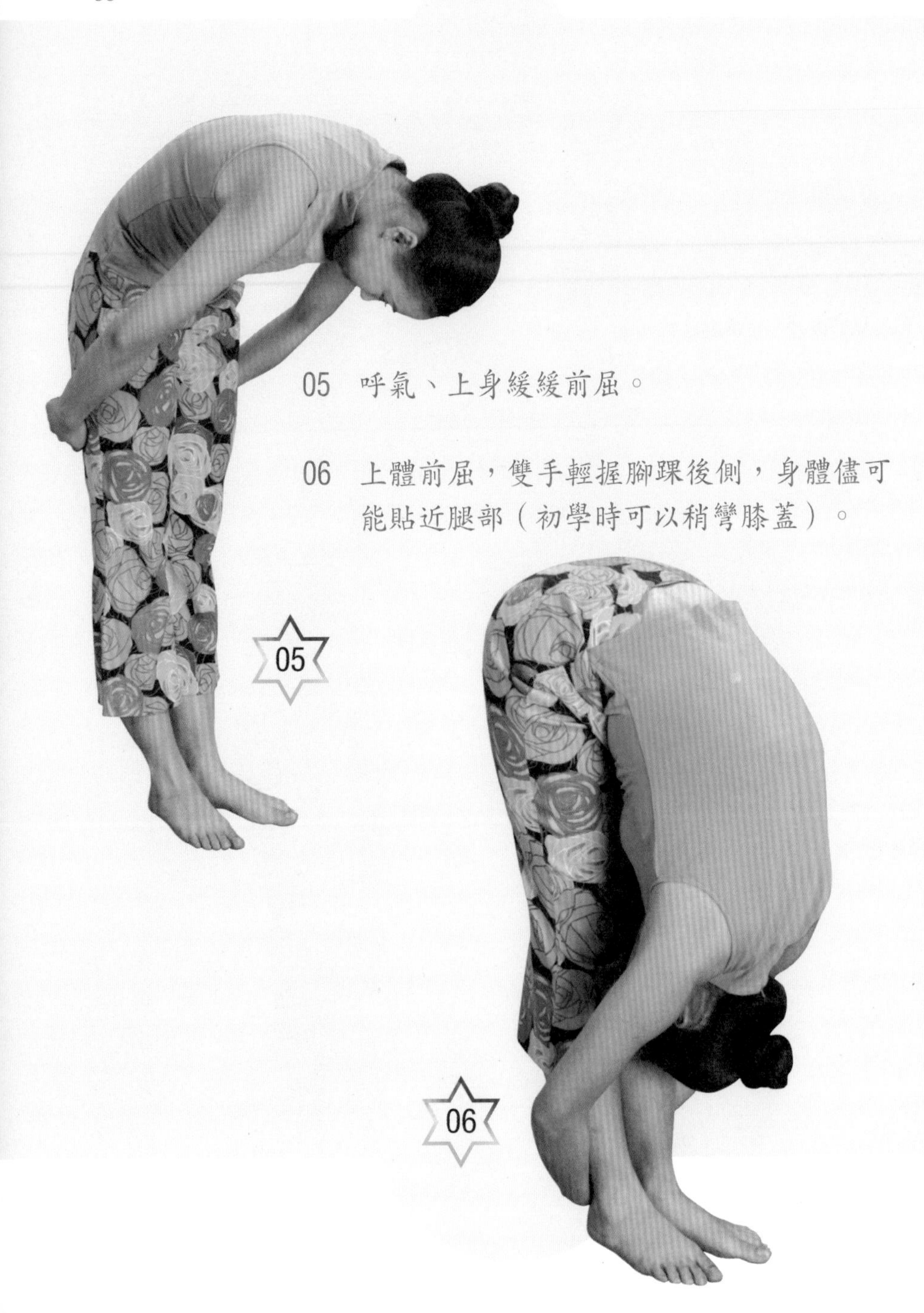

05 呼氣、上身緩緩前屈。

06 上體前屈，雙手輕握腳踝後側，身體儘可能貼近腿部（初學時可以稍彎膝蓋）。

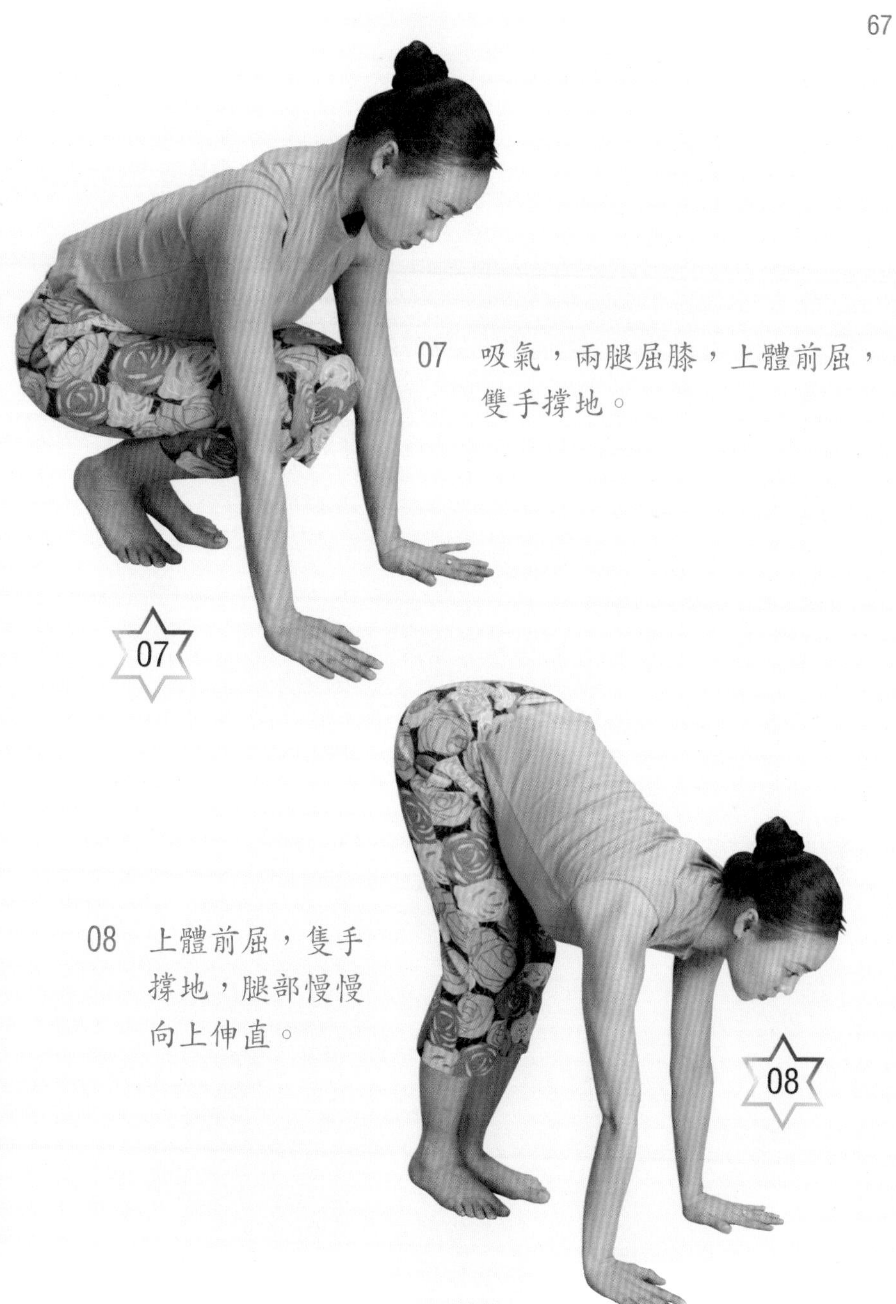

07 吸氣，兩腿屈膝，上體前屈，雙手撐地。

08 上體前屈，隻手撐地，腿部慢慢向上伸直。

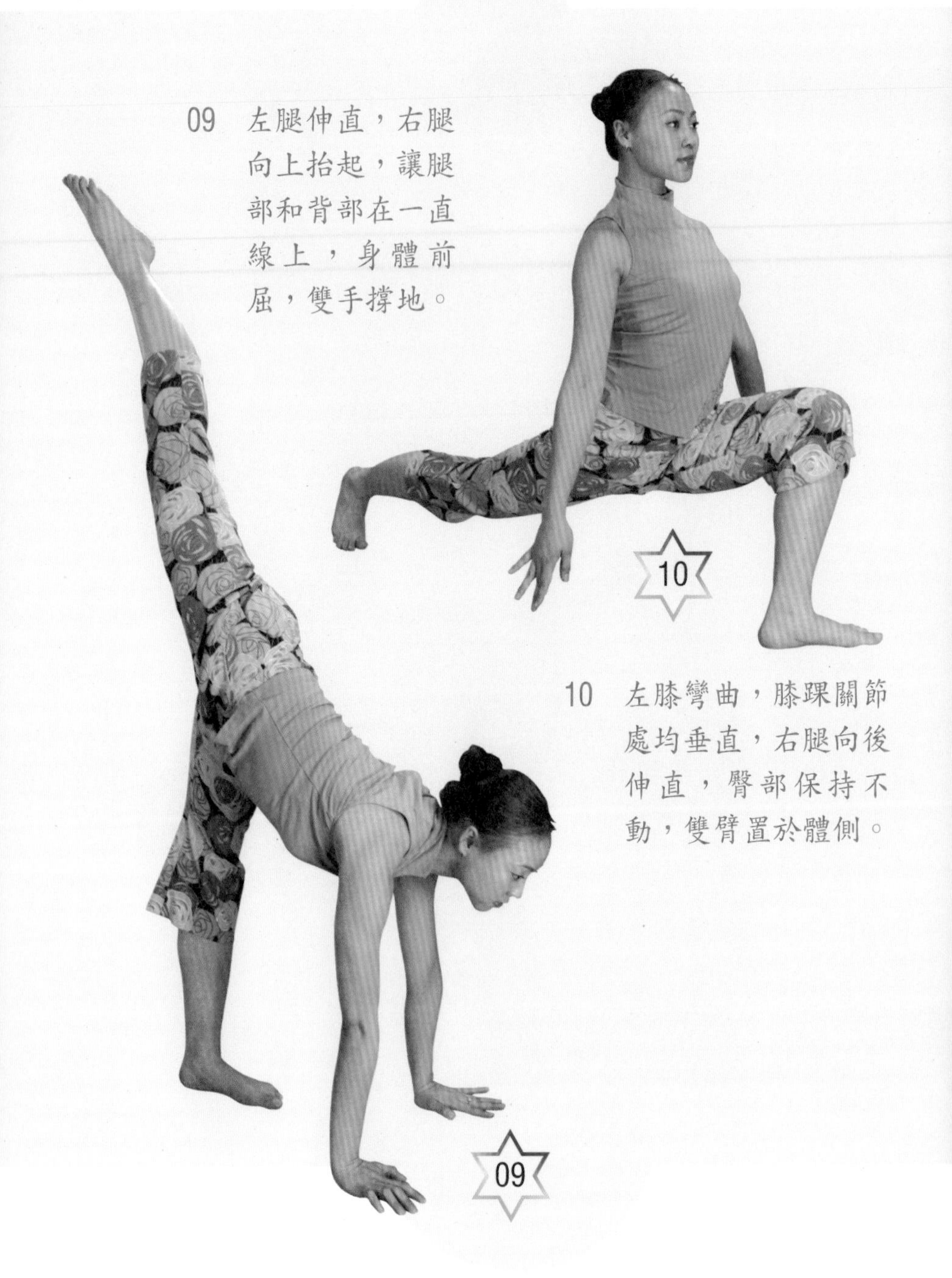

09 左腿伸直，右腿向上抬起，讓腿部和背部在一直線上，身體前屈，雙手撐地。

10 左膝彎曲，膝踝關節處均垂直，右腿向後伸直，臀部保持不動，雙臂置於體側。

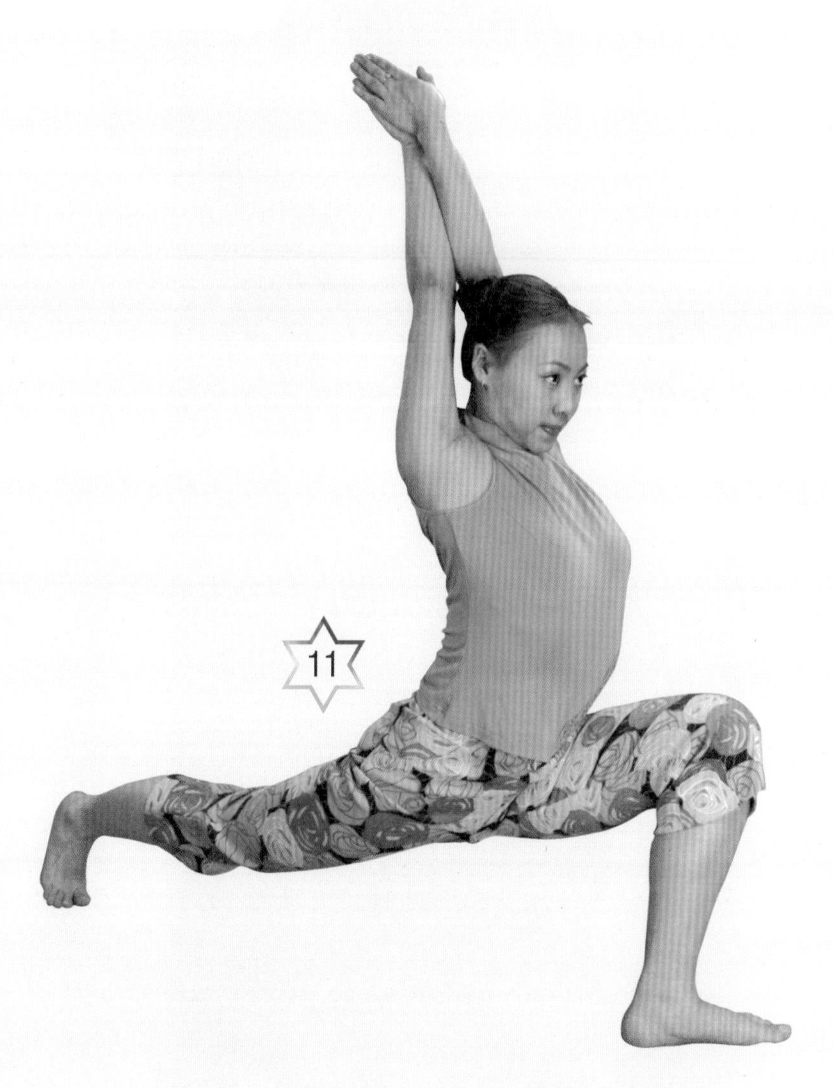

11　雙臂向上伸直夾緊，交叉，手心相對，背微成弧形，保持 30 秒正常呼吸，重心在兩腿之間。

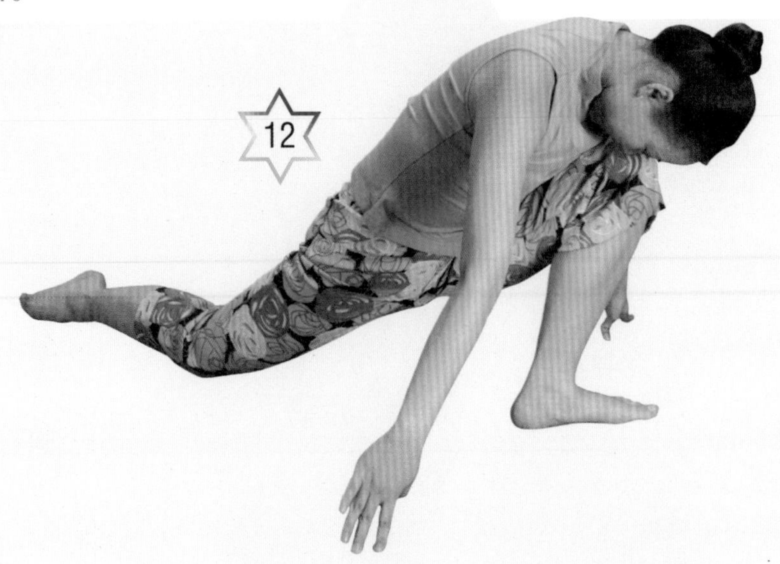

12　呼氣，上體前俯，右腿向後伸展，膝蓋和腳背著地，雙手置於體側，保持自然呼吸。

13　上體後仰，保持 30 秒，正常呼吸。

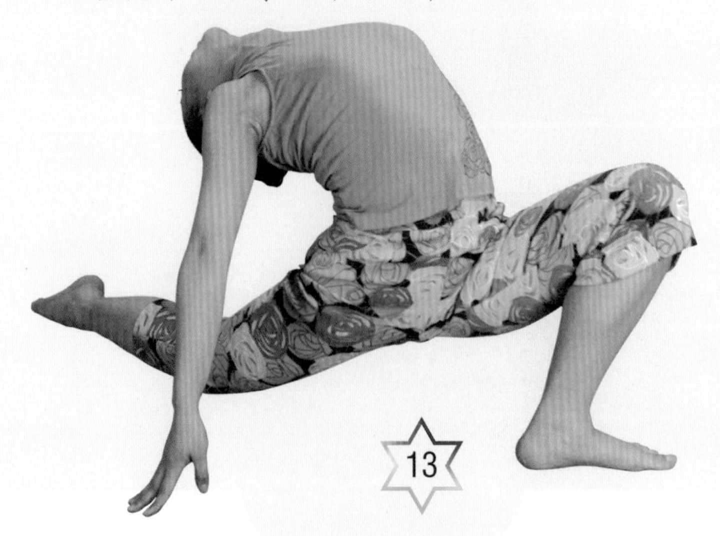

單腿伸展式（14－17）

◆功效：①減少腰部及腰兩側的多餘脂肪。

②加強肩及手臂的關節柔韌性。

③伸展背部，消除髖部僵硬，輔助治療便秘，鼻炎等症。

★注意：初學者可將手放在膝蓋上，但要儘量保持腿部伸直。

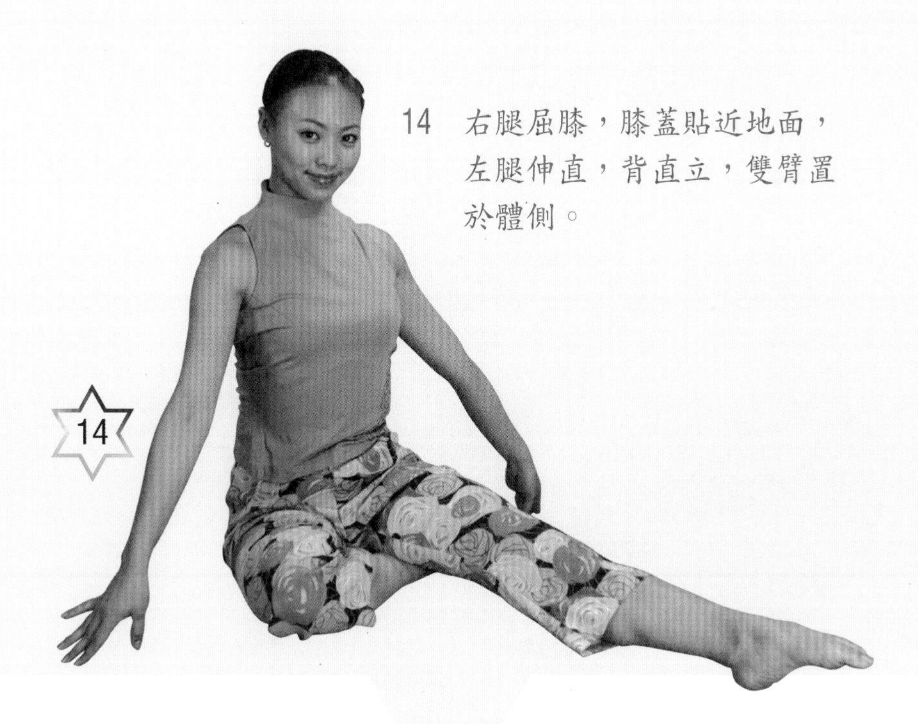

14　右腿屈膝，膝蓋貼近地面，左腿伸直，背直立，雙臂置於體側。

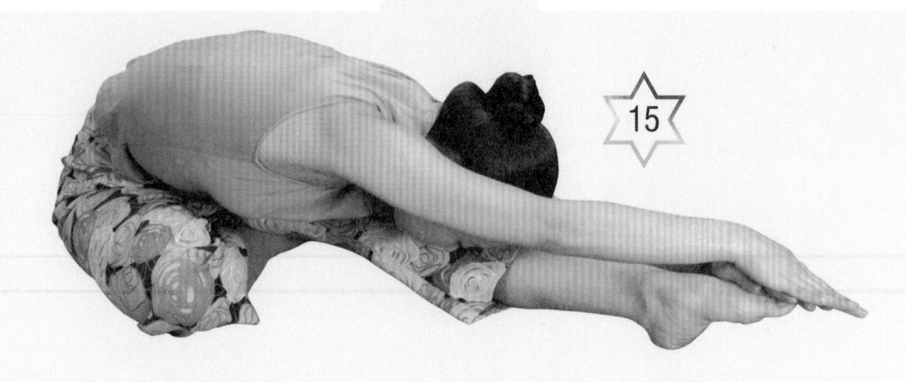

15　呼氣，上體前屈，雙手貼近腳背，延伸背部，維持身體平衡，保持 30 秒～1 分鐘。

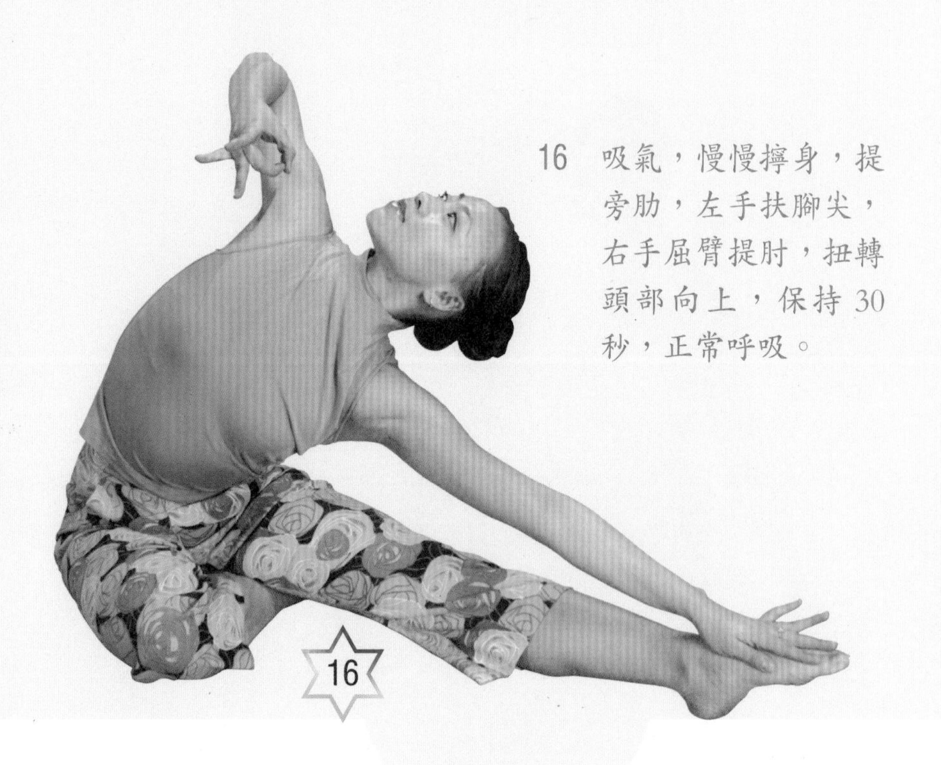

16　吸氣，慢慢擰身，提旁肋，左手扶腳尖，右手屈臂提肘，扭轉頭部向上，保持 30 秒，正常呼吸。

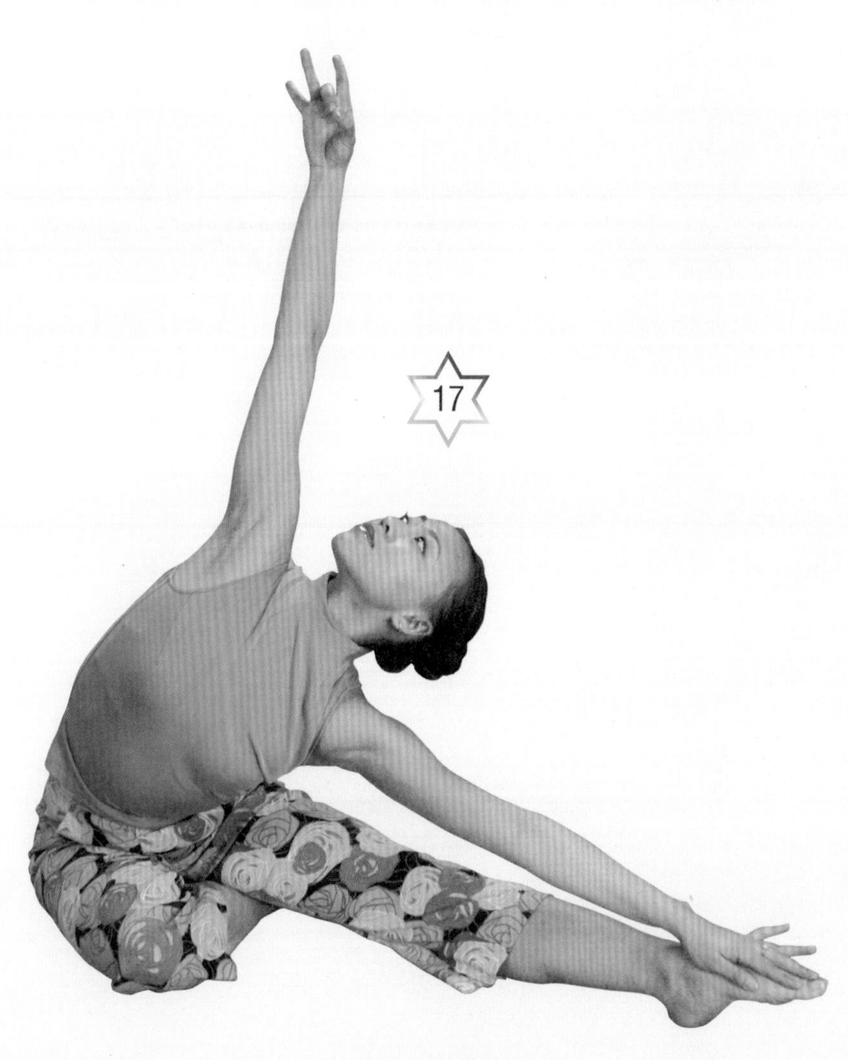

17　右手向上伸展。

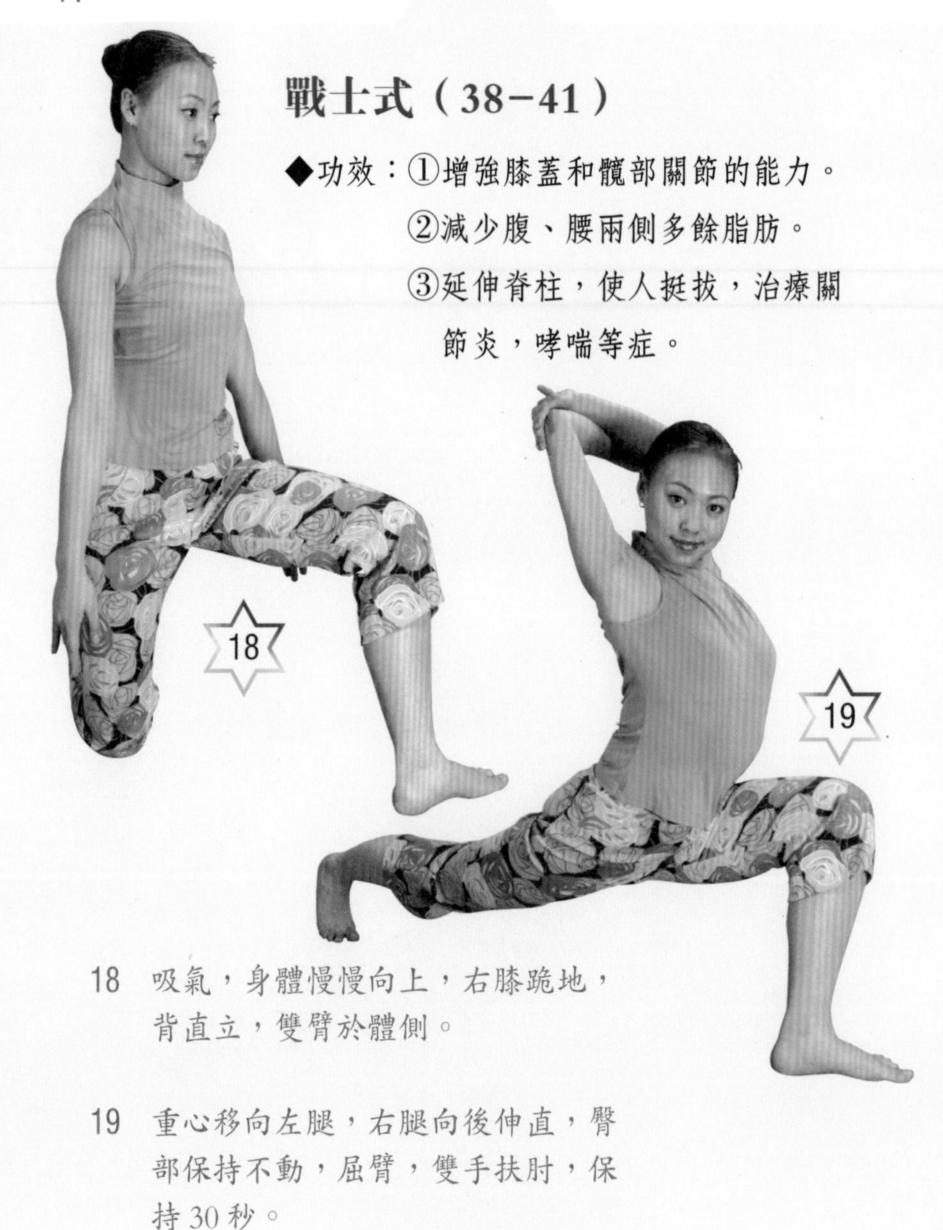

戰士式（38−41）

◆功效：①增強膝蓋和髖部關節的能力。
②減少腹、腰兩側多餘脂肪。
③延伸脊柱，使人挺拔，治療關節炎，哮喘等症。

18 吸氣，身體慢慢向上，右膝跪地，背直立，雙臂於體側。

19 重心移向左腿，右腿向後伸直，臀部保持不動，屈臂，雙手扶肘，保持30秒。

20 屈臂雙手扶左膝，
保持 30 秒。

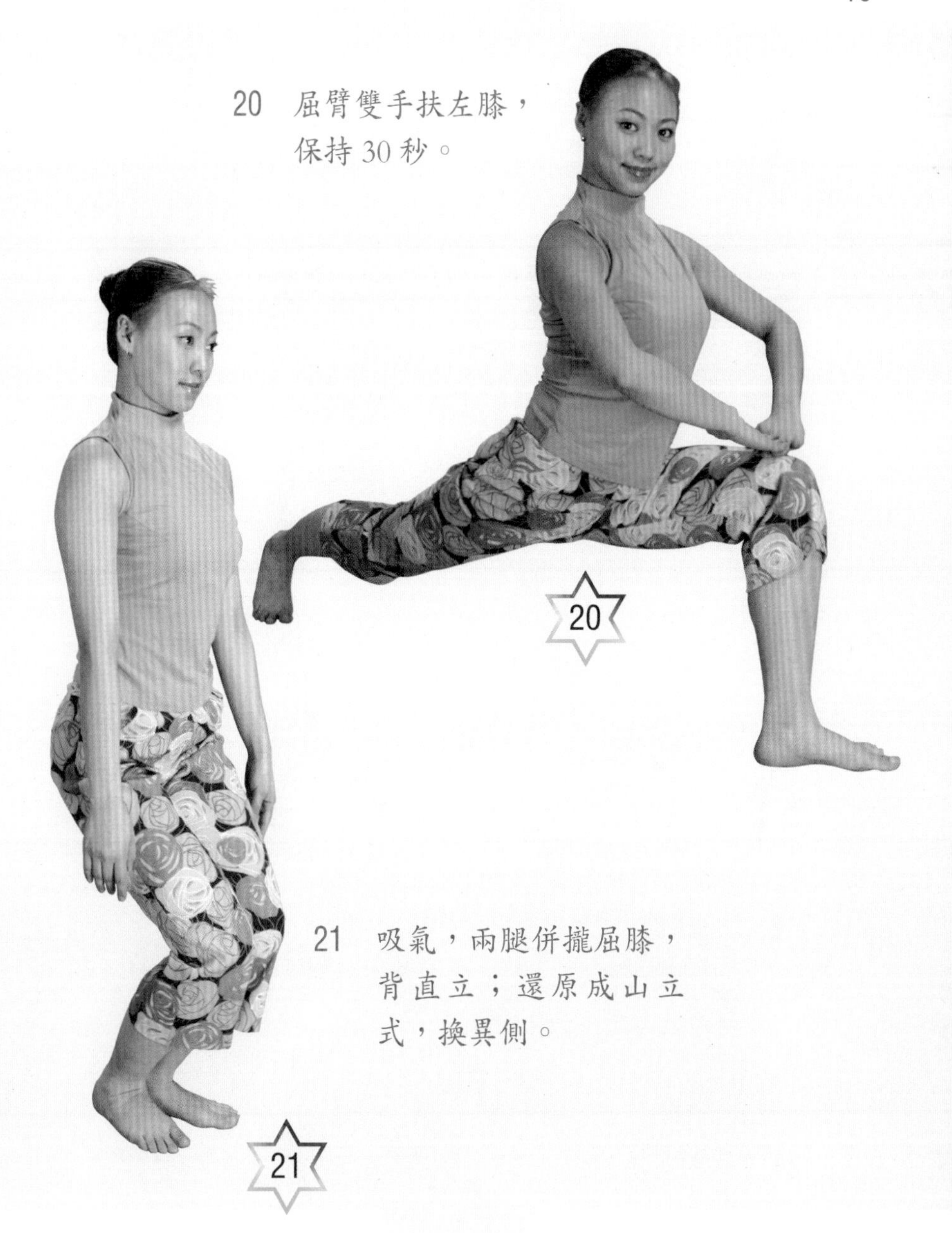

21 吸氣，兩腿併攏屈膝，
背直立；還原成山立
式，換異側。

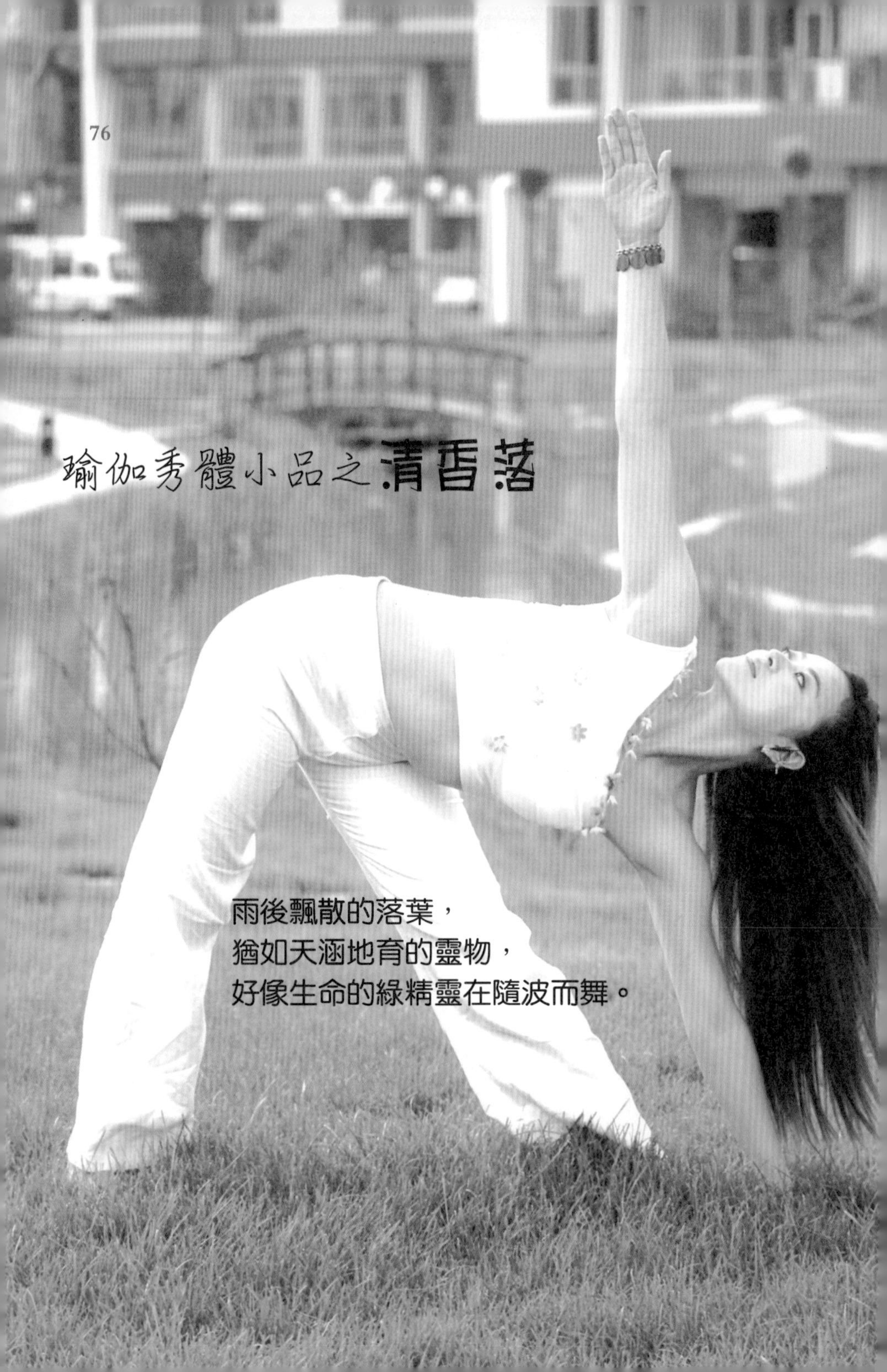

瑜伽秀體小品之清香落

雨後飄散的落葉，
猶如天涵地育的靈物，
好像生命的綠精靈在隨波而舞。

伸展搖擺式（01－07）

◆功效：①收緊臀肌，減少大腿內側多餘脂肪。
②按摩腹內臟器，促進消化。
③增強腰部靈活性，減去腰兩側多餘脂肪。

★注意：初學者抬腿時，膝蓋可以微彎。

01 仰臥式（背貼地，兩臂放於體側，腿併攏伸直）。

02 吸氣，右腿彎曲，兩臂舉過頭頂伸直，自然呼吸數秒。

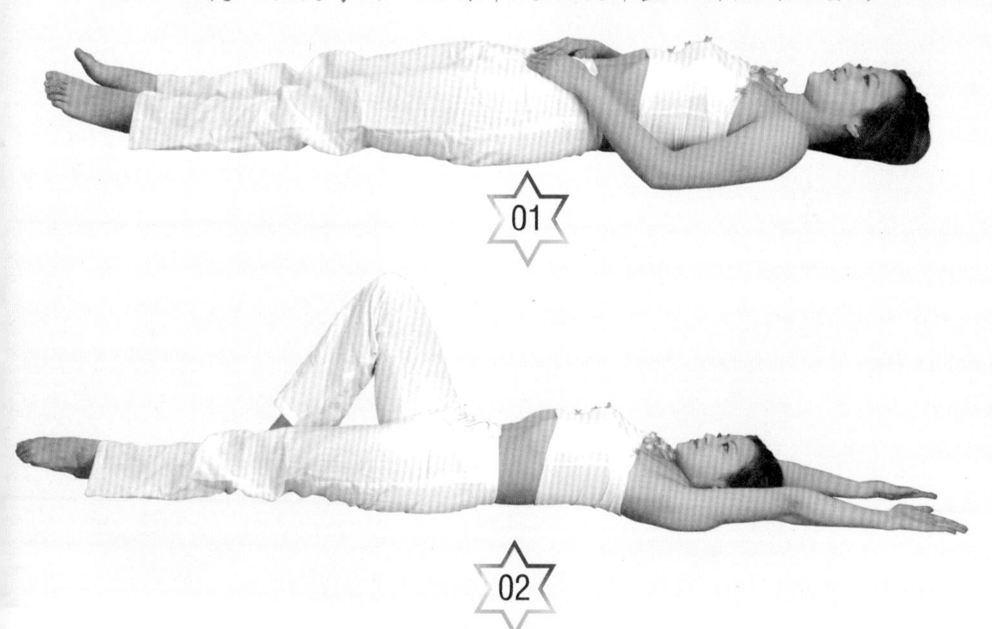

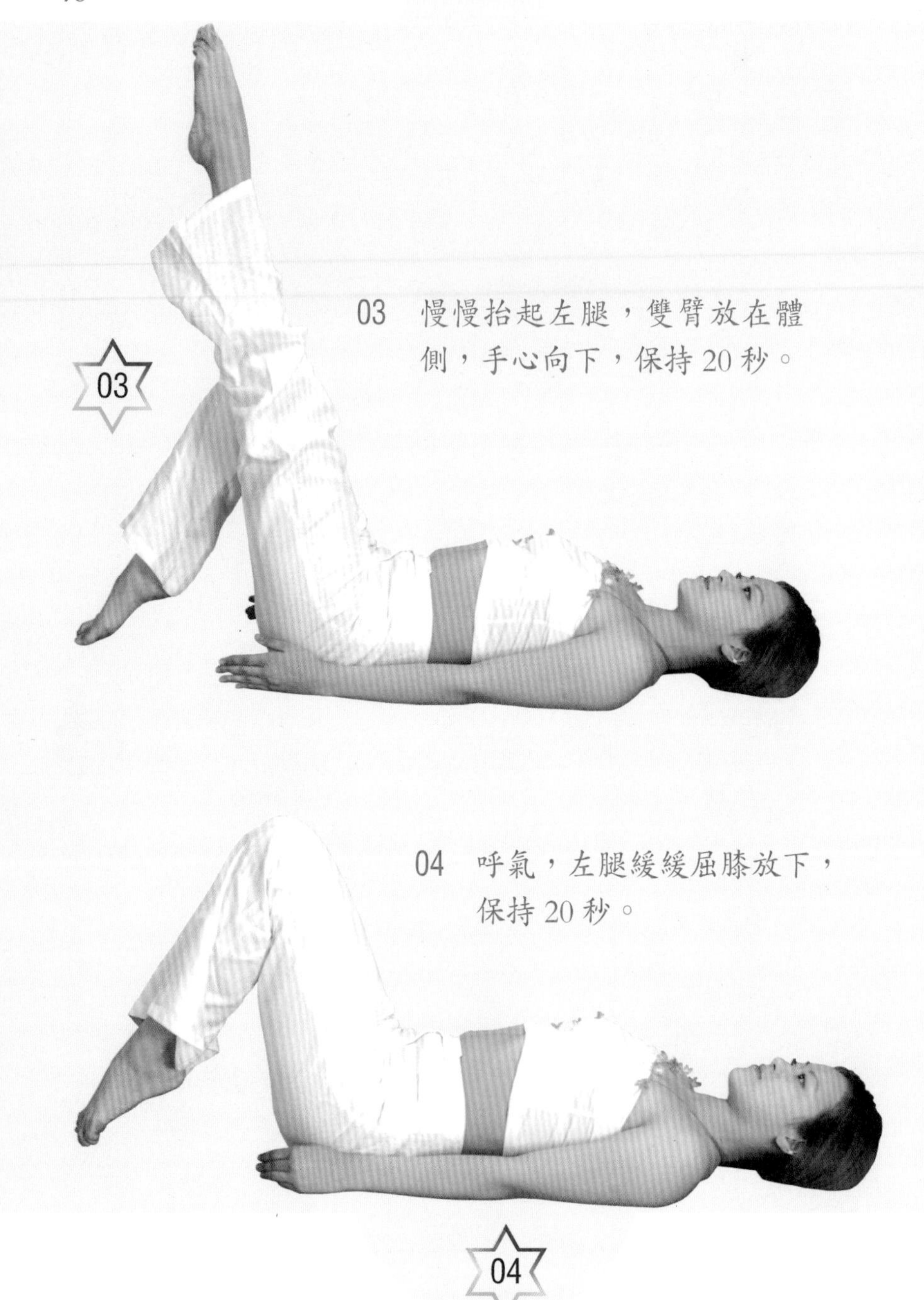

03　慢慢抬起左腿，雙臂放在體側，手心向下，保持 20 秒。

04　呼氣，左腿緩緩屈膝放下，保持 20 秒。

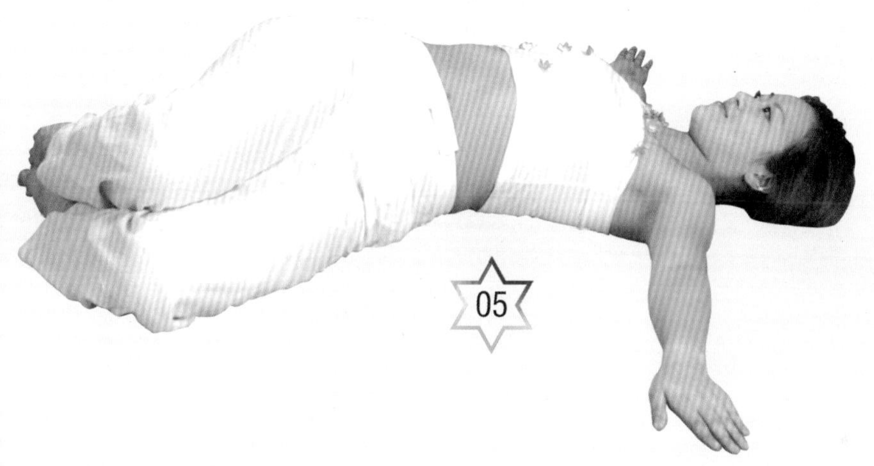

05　雙臂平開，手心向下，呼氣，膝蓋向左轉，吸氣，雙腿回到中間，再呼氣，向右轉，這樣反覆 8～10 次。

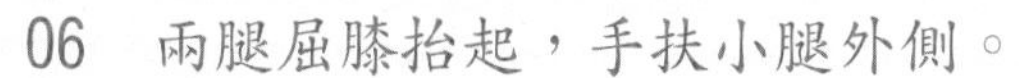

06　兩腿屈膝抬起，手扶小腿外側。

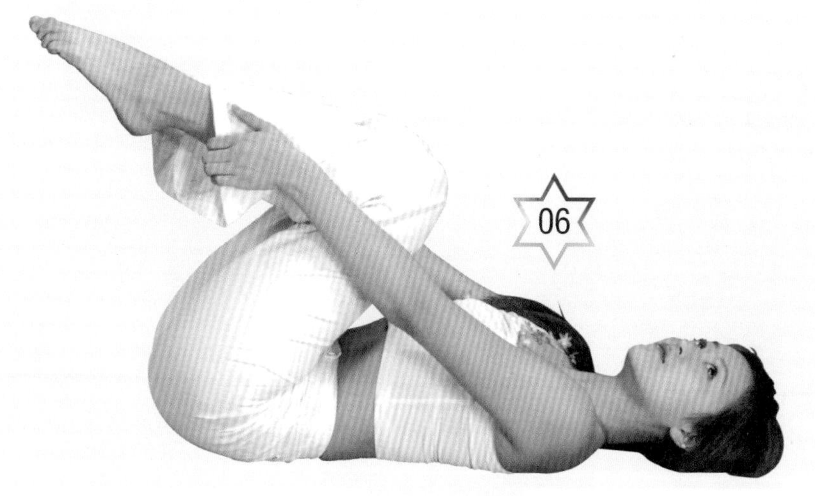

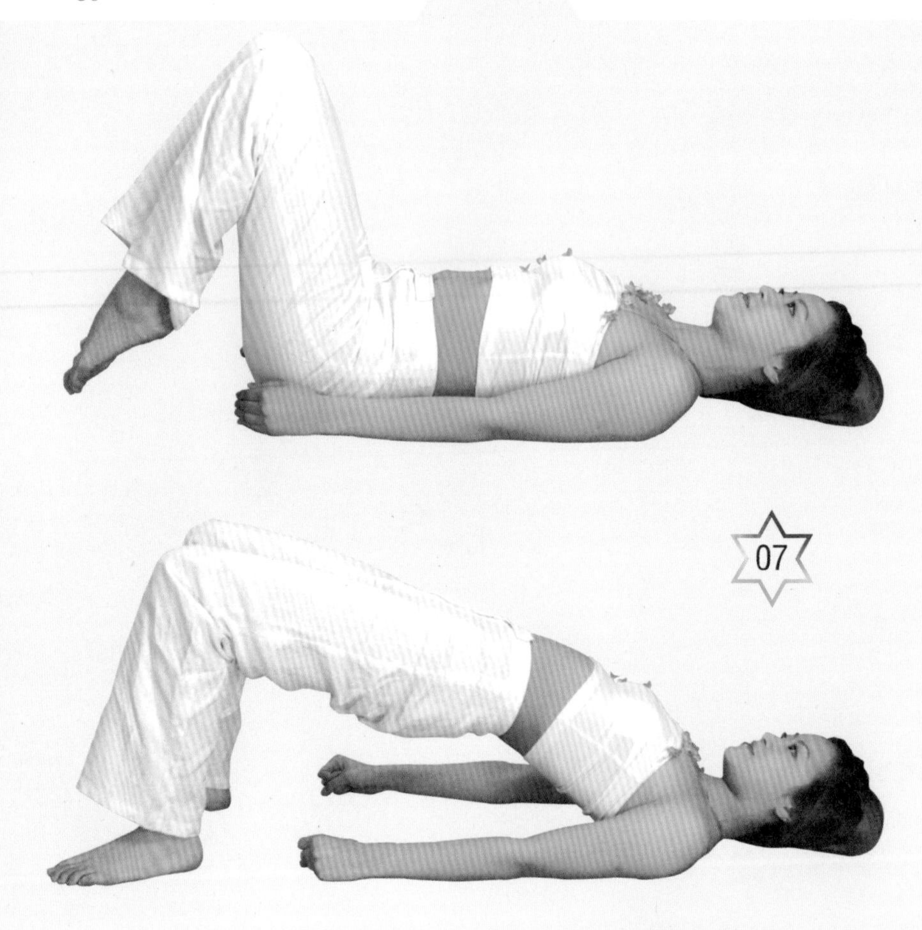

07　吸氣，雙腳緩緩落地支撐，臀部慢慢向上推高至肌肉緊縮，保持 30 秒，正常呼吸；呼氣，還原至上一個動作。

肩倒立式（08－13）

◆功效：①改善全身血液循環。

②血液停留頸部，讓頸椎、甲狀腺得到滋養。

③減去腹部脂肪，緩解緊張情緒，輔助治療低血壓、感冒等症。

★注意：高血壓患者及經期女性均勿做此練習。

08

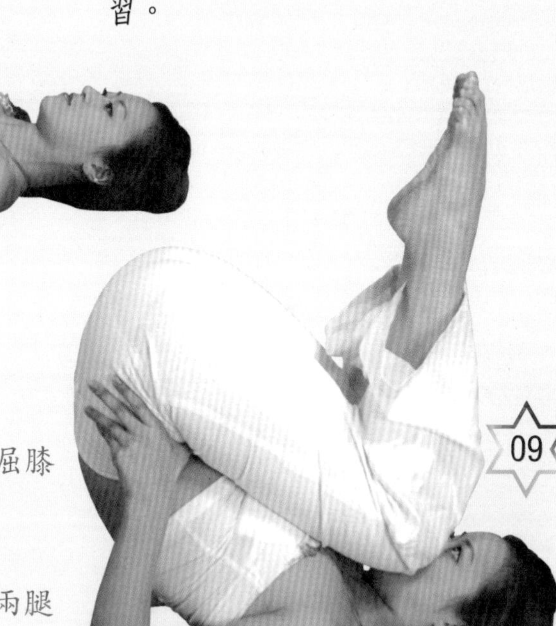

08 呼氣、兩腿慢慢屈膝於胸前。

09 雙手放於臀下，兩腿屈膝至面前。

10 雙手撐於臀下，用力向上推動，使背部儘量垂直於地面。

11 呼氣，右腿屈膝靠近面部。

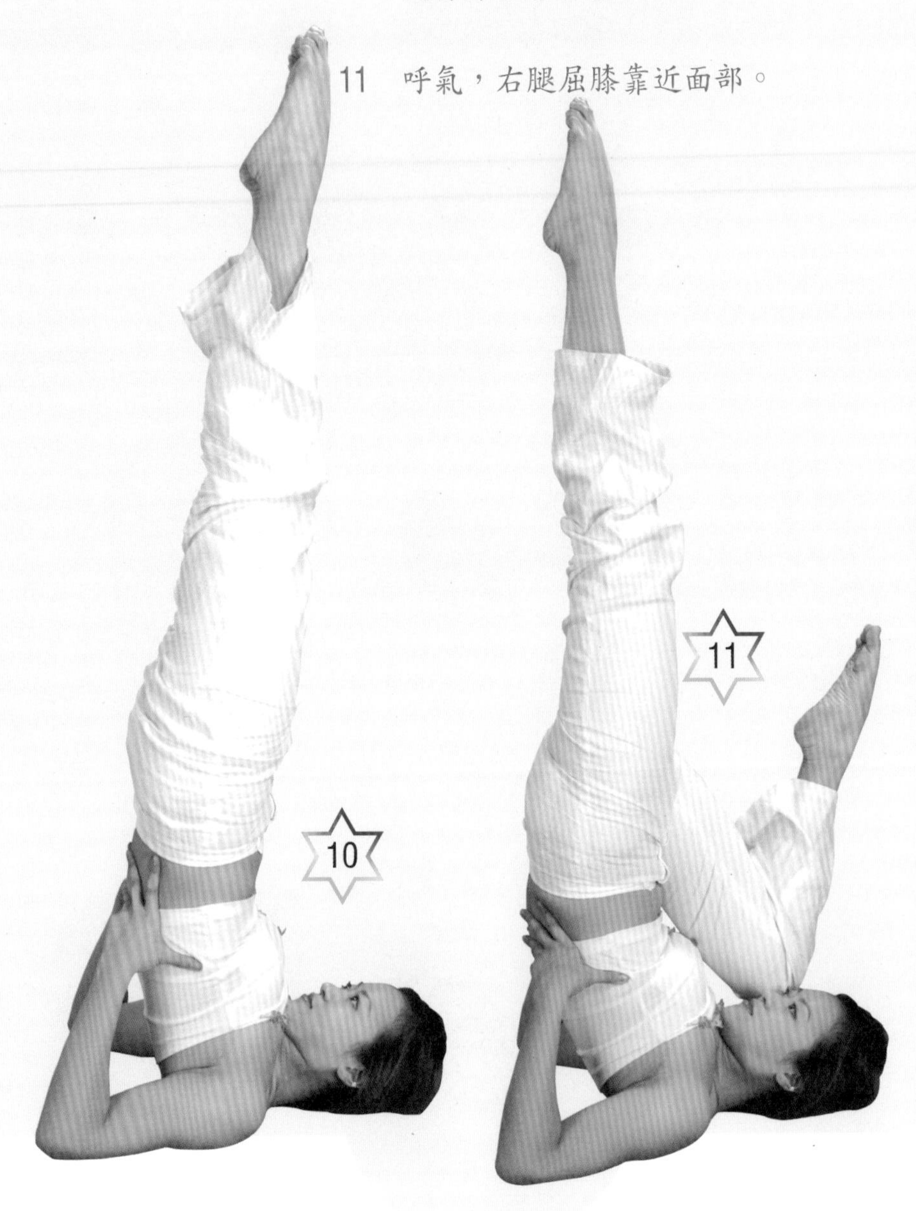

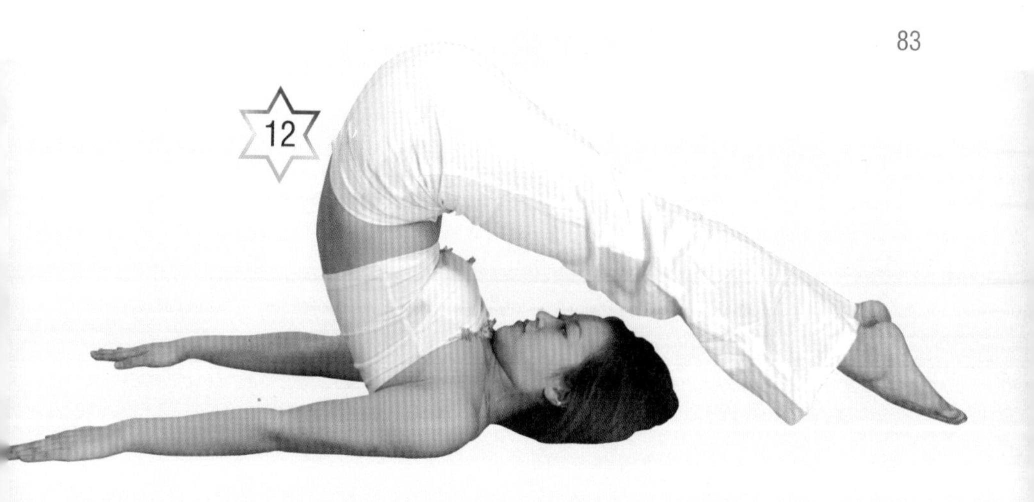

12 兩腿慢慢放落到身後，雙臂平放在地面上，保持 20 秒。

13 雙臂扶住腳尖，做正常呼吸，吸氣，還原成仰臥式。

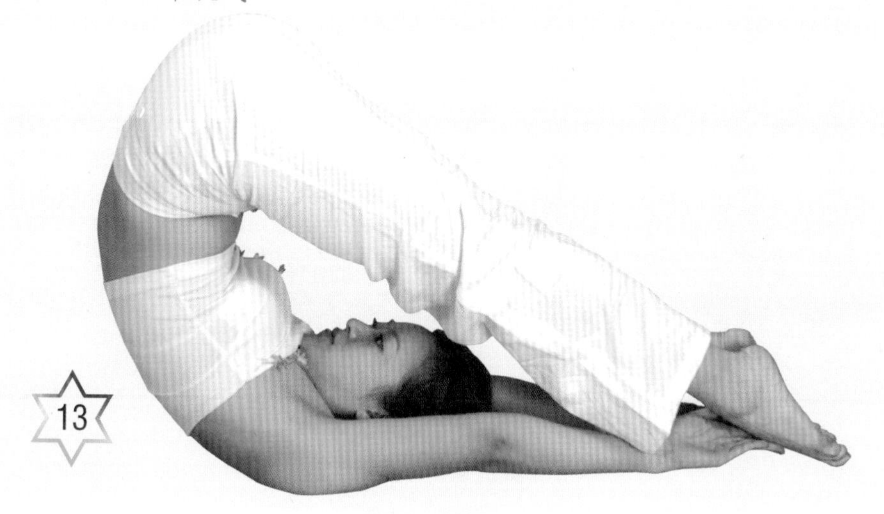

魚式（14−16）

◆功效：①美化胸部線條，增強腰背肌肉群。
②增加肺活量，伸展頸部前側，延緩衰老。
③輔助治療便秘，月經失調等症。

★注意：注意力放在腹部和胸部的擴張上，保持順暢的呼吸。

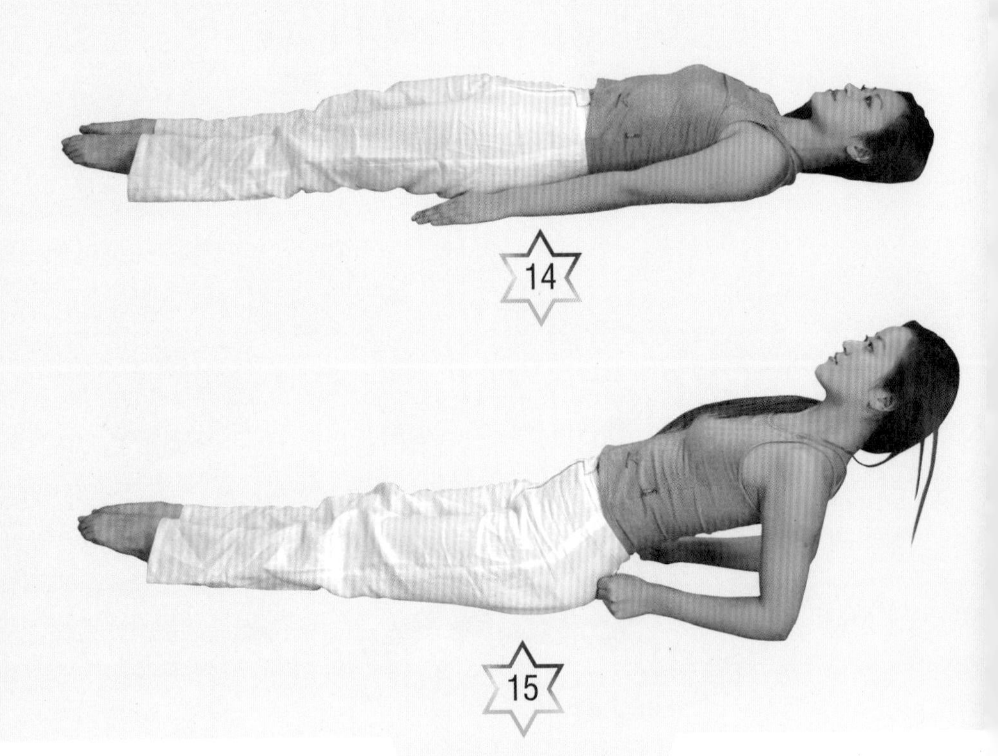

14 仰臥式。

15 吸氣，小臂撐地，使上體緩緩離地，做正常平靜的呼吸。

16 雙手掌心向下，吸氣，胸部和腰部上抬，讓頭頂著地，吐氣，保持這個姿勢，做深呼吸；放鬆下肢，恢復仰臥式，重複此式2～3次。

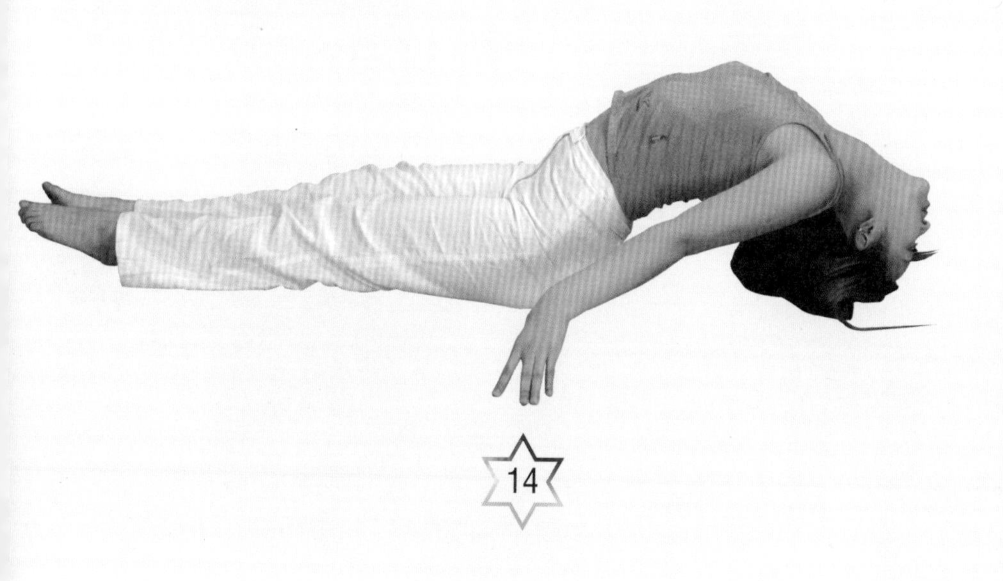

扭體三角式（17－22）

◆功效：①減少腹部和腰部多餘脂肪。

②加強脊柱的血液循環。

③加強腿部肌肉能力，治療關節炎、背痛等症。

★注意：初學者可先把手放在膝蓋上。

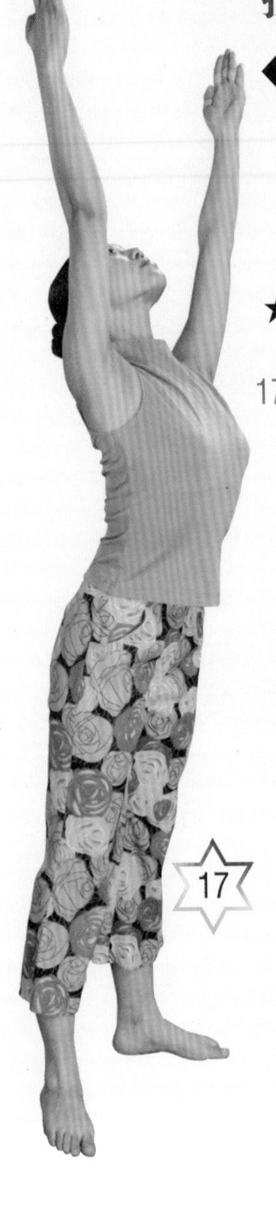

17　兩腿分開與肩同寬，吸氣，雙臂向上伸直，仰頭。

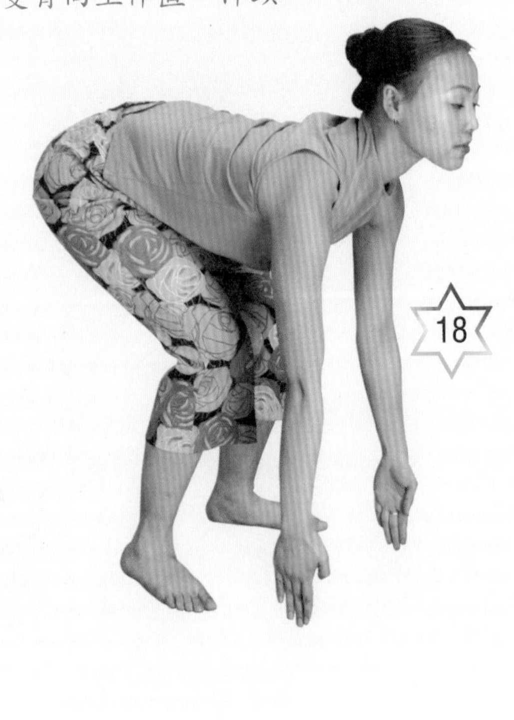

18 呼氣，上體前屈，手臂伸直，指尖著地。

19 吸氣，起上體，背直立，放鬆肩部，兩臂平開。

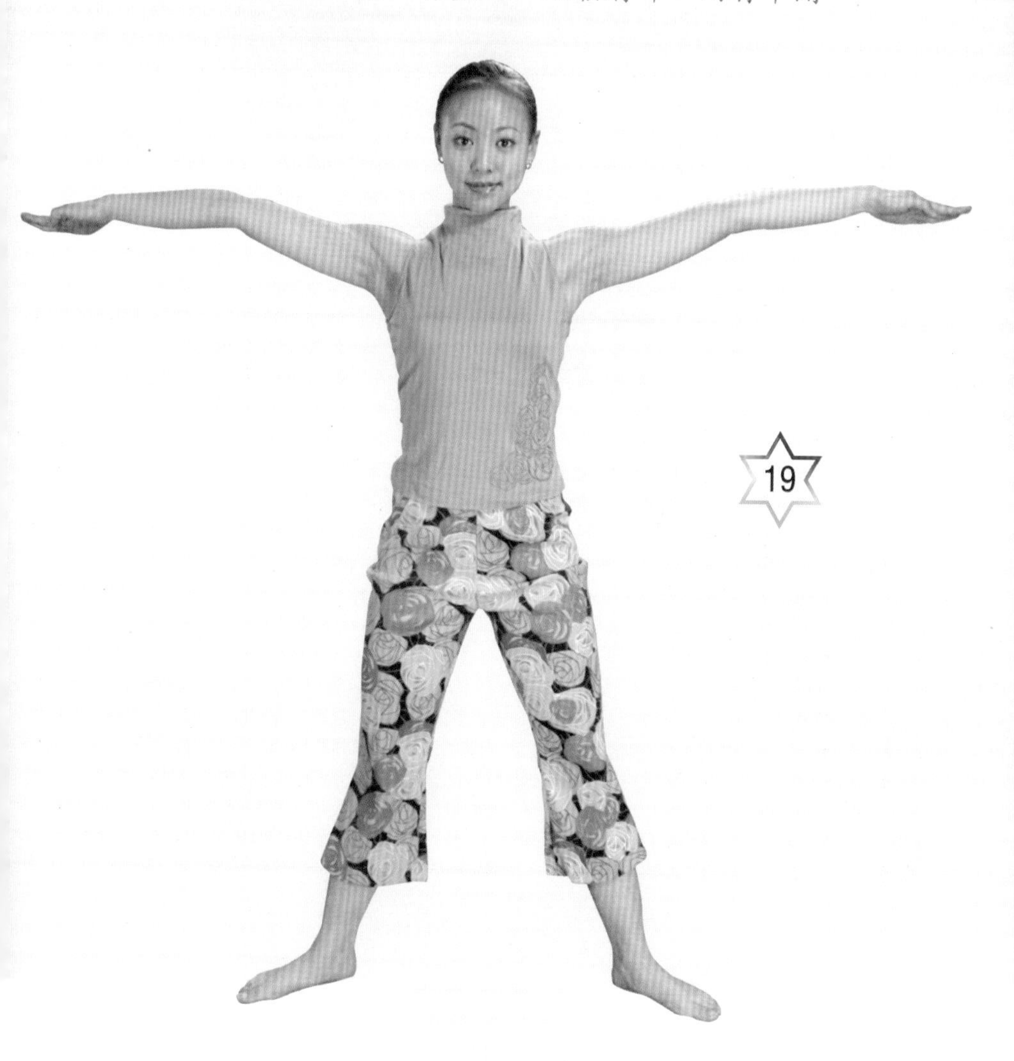

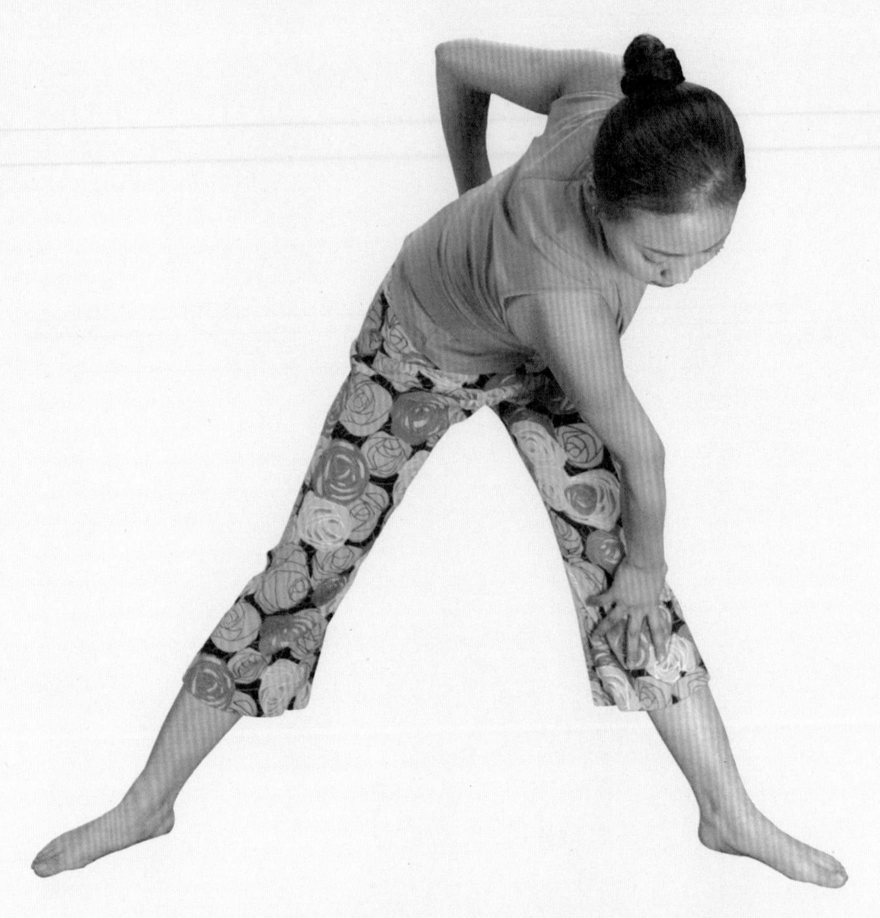

20　左手扶腰，初學者將右手扶膝，呼氣，以腰爲軸，上體緩緩向下方轉動，保持 30～60 秒。

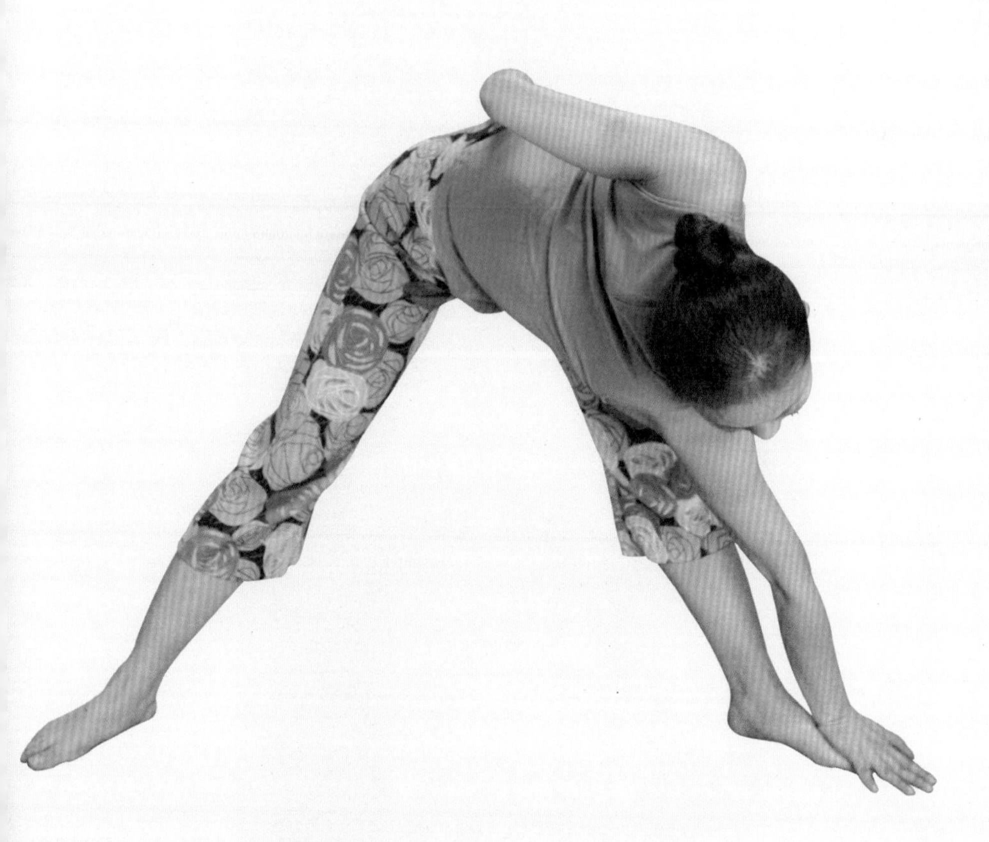

21　左手撐在左腳外側，做正常呼吸，保持30～60秒。

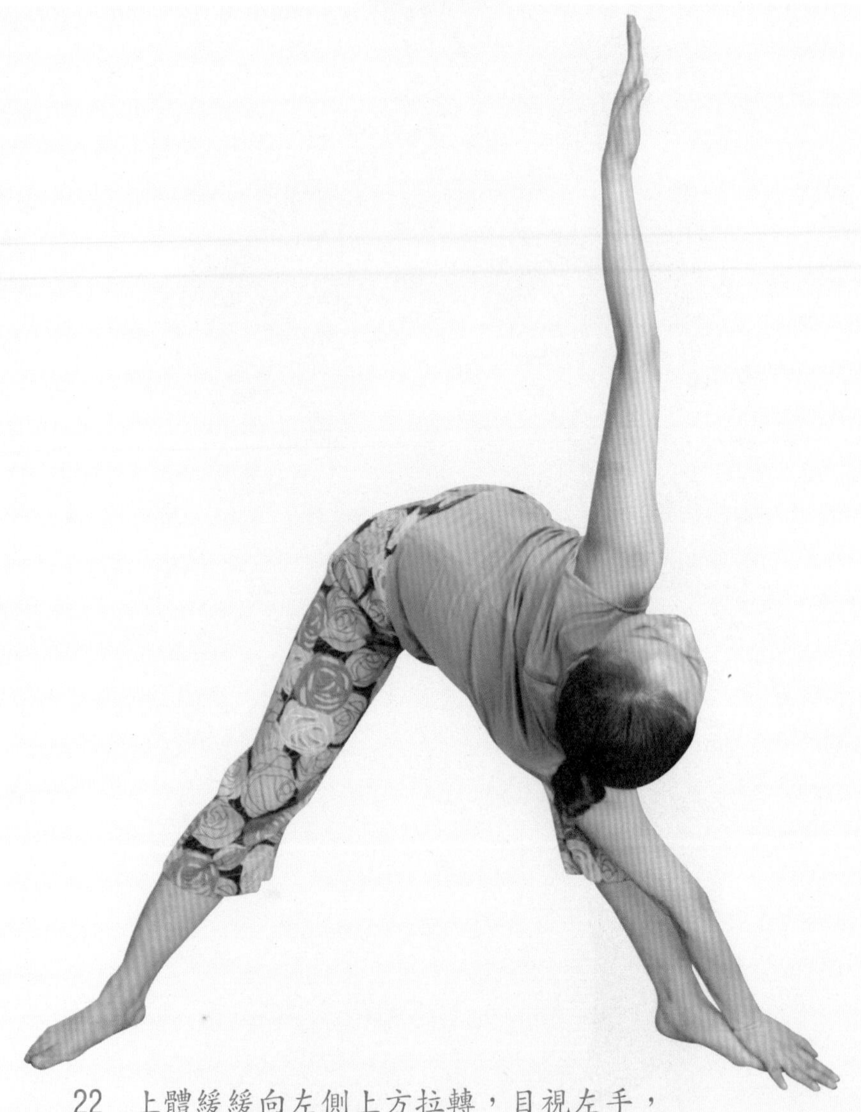

22　上體緩緩向左側上方拉轉，目視左手，
左臂向上伸直，指尖延伸。

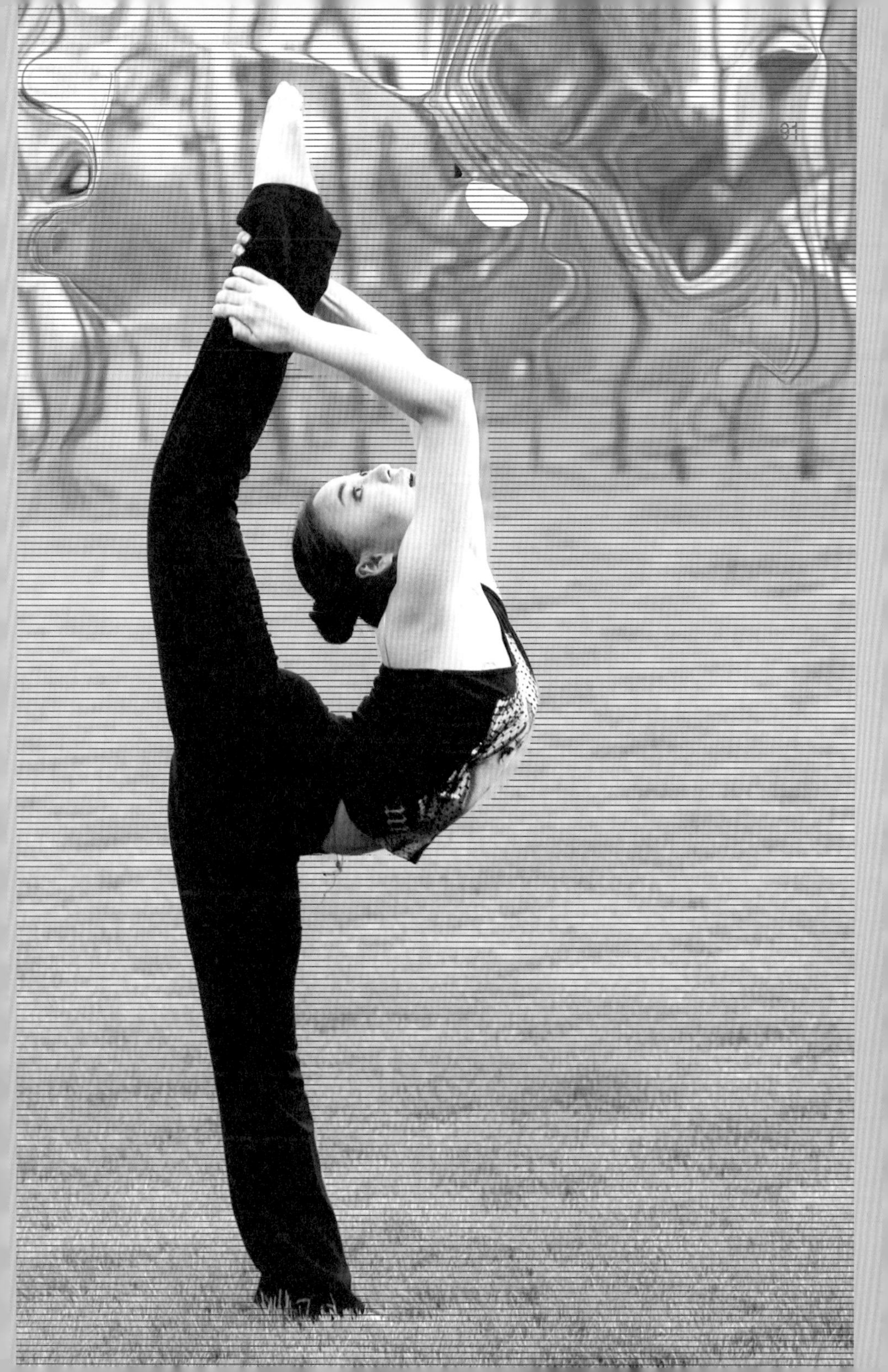

瑜伽秀體小品之紫色絮語

午後的陽光，
復古的開始，
輕柔的旋律，
沉浸於紫色浪漫，
芳香盈路。

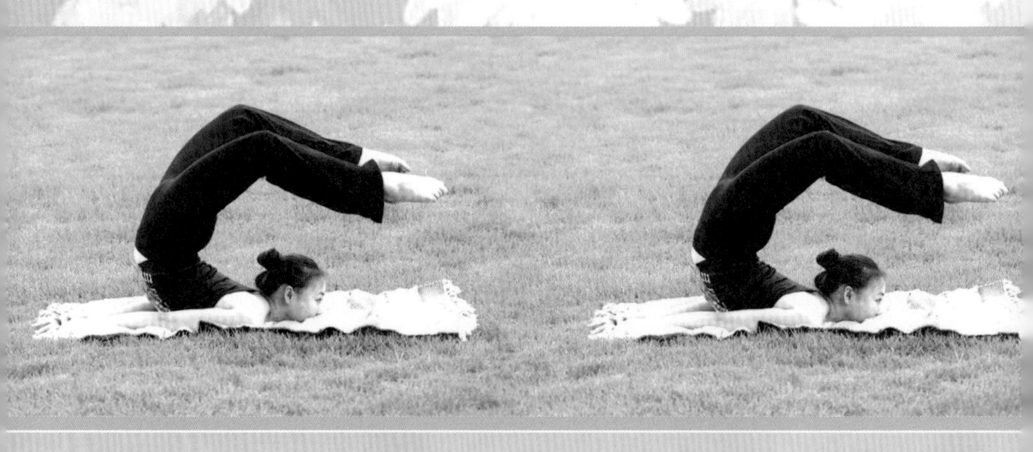

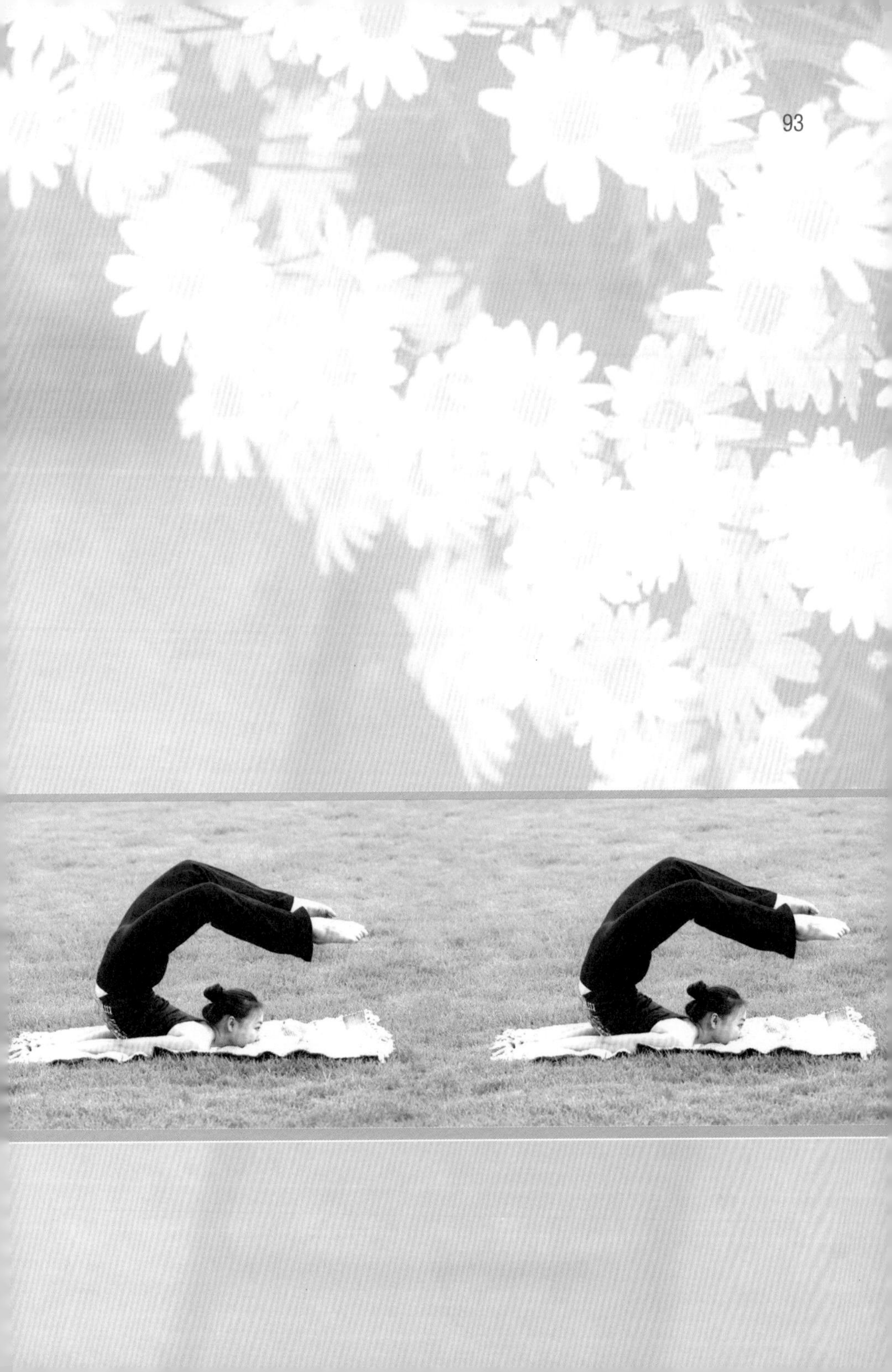

光澤式（23－25）

◆功效：①增加頭部血液循環，降低心率，安寧神經。
②塑造腿部及背部肌肉線條。
③調節臟器，治療坐骨神經痛等症。

★注意：高血壓患者，經期女性勿做此動作。

23 呼氣，兩腿分開直立，上體前屈，雙臂交叉，頭儘量著地，保持 30 秒，正常呼吸，注意放鬆肩部。

24 慢慢調整姿勢，手臂伸直，指尖交叉，頭和手儘量著地，繼續保持 30 秒。

25 吸氣，慢慢抬起上體，逐步還原成山立式。

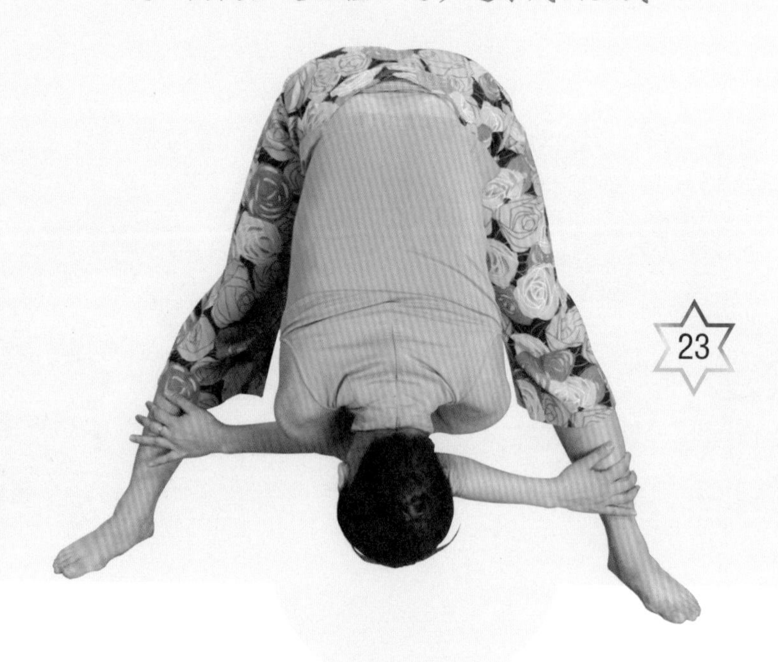

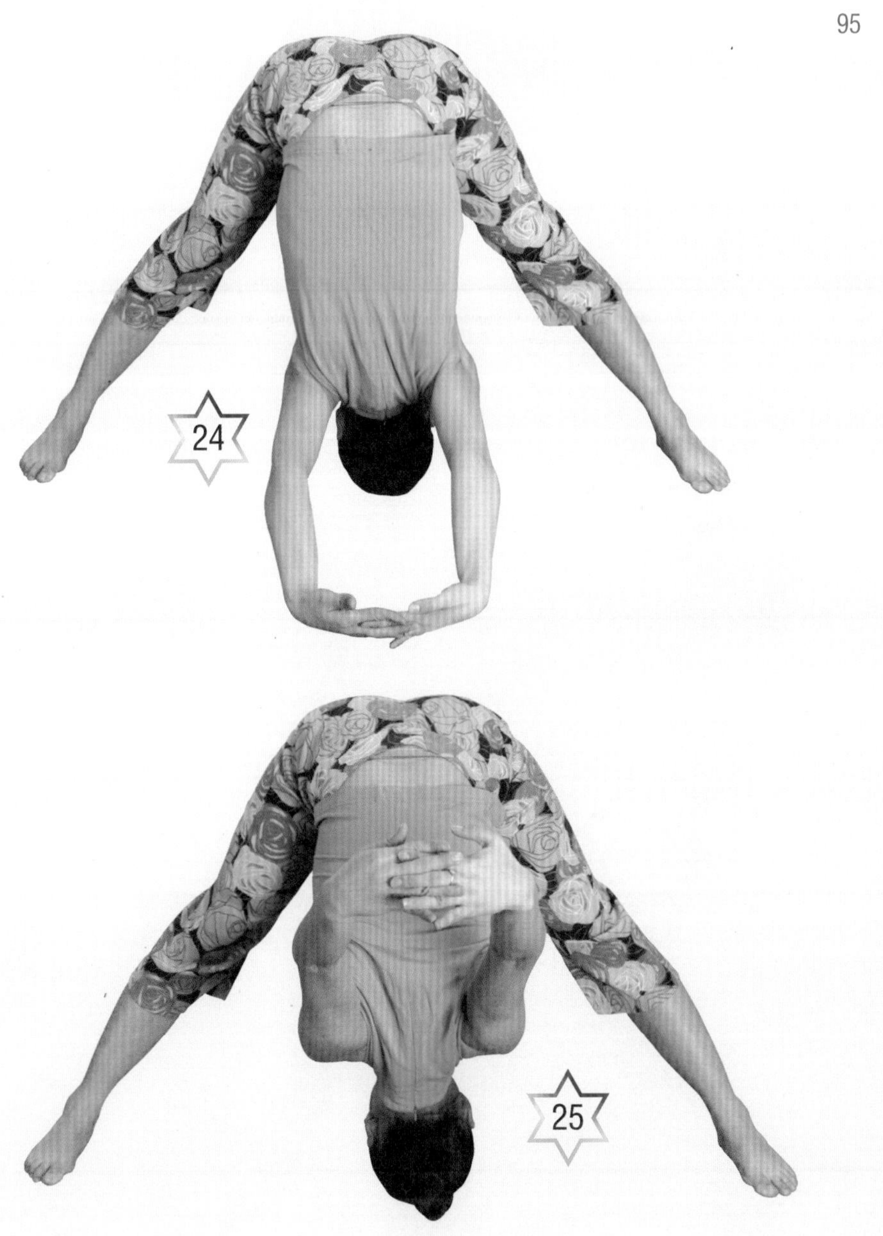
24
25

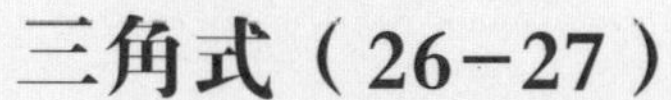

三角式（26−27）

◆功效：①延伸脊柱，伸展兩腿及兩臂韌帶。

②減去髖部和腰部兩側多餘脂肪。

③加強心肌能力，促進新陳代謝。

★注意：初學者可先把手放在膝蓋上練習。

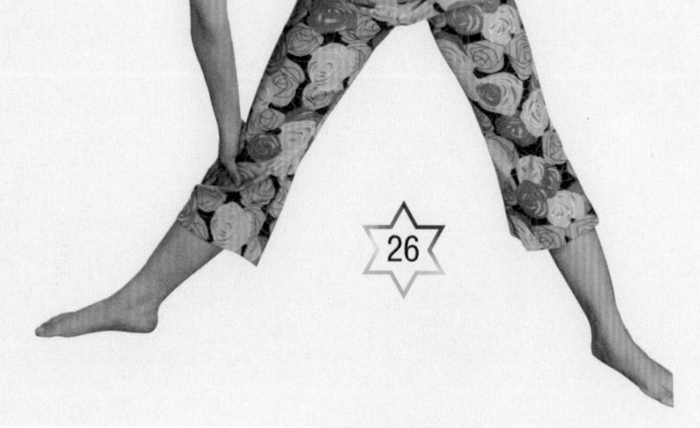

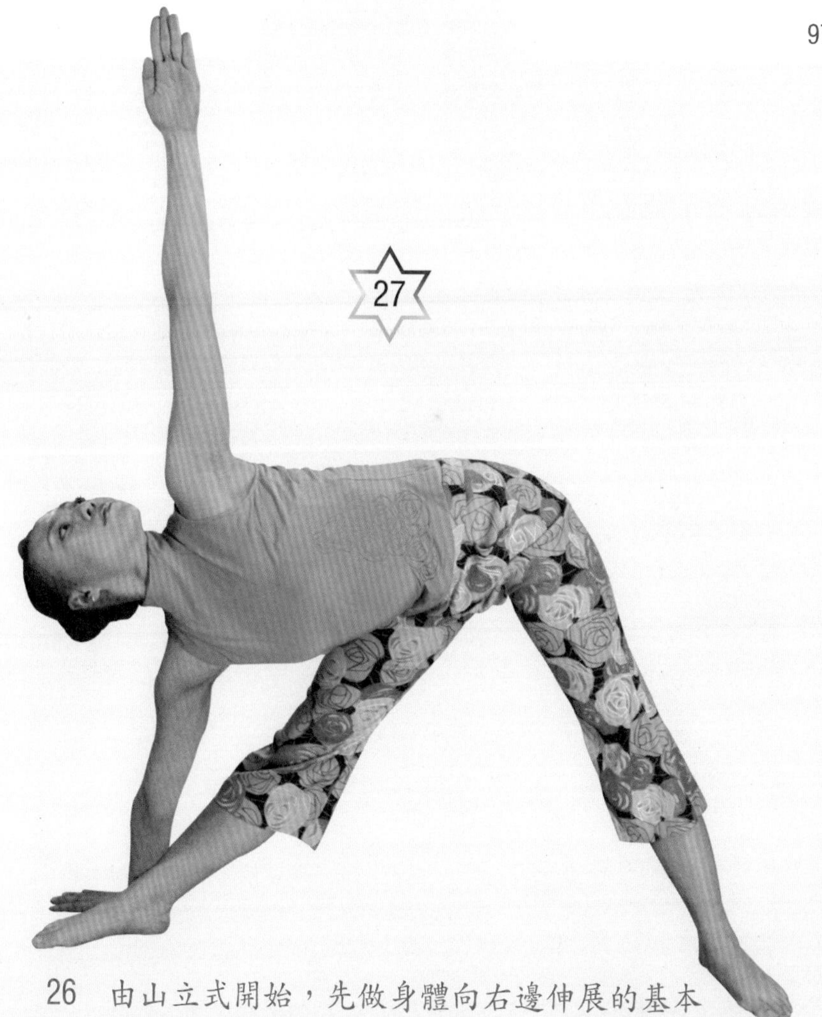

26 由山立式開始，先做身體向右邊伸展的基本三角式，兩手臂在一條直線上，上體側傾，並保持平穩的呼吸。初學者手扶膝蓋。

27 根據自身的柔韌性可將手臂撐在腳外側，做基本三角式，並保持平穩呼吸 30～60 秒。

貓式、狗式系列（28−33）

◆功效：①伸展脊柱，強化腿部後側肌肉，美化小腿線條。

②增加盆腔的血液循環。

③輔助治療坐骨神經痛。

★注意：高血壓患者要小心練習，初學者保持姿勢時間可稍短些。

28　跪坐（臀部坐於腳跟上，腰背挺直，雙臂垂於體側）。

29　吸氣，直跪。

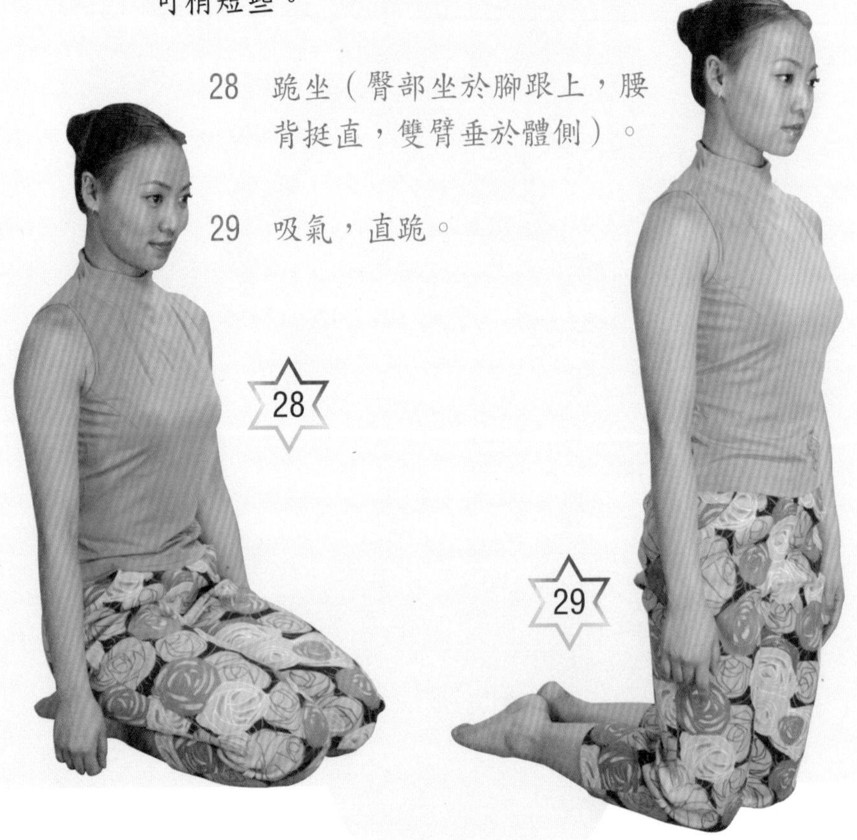

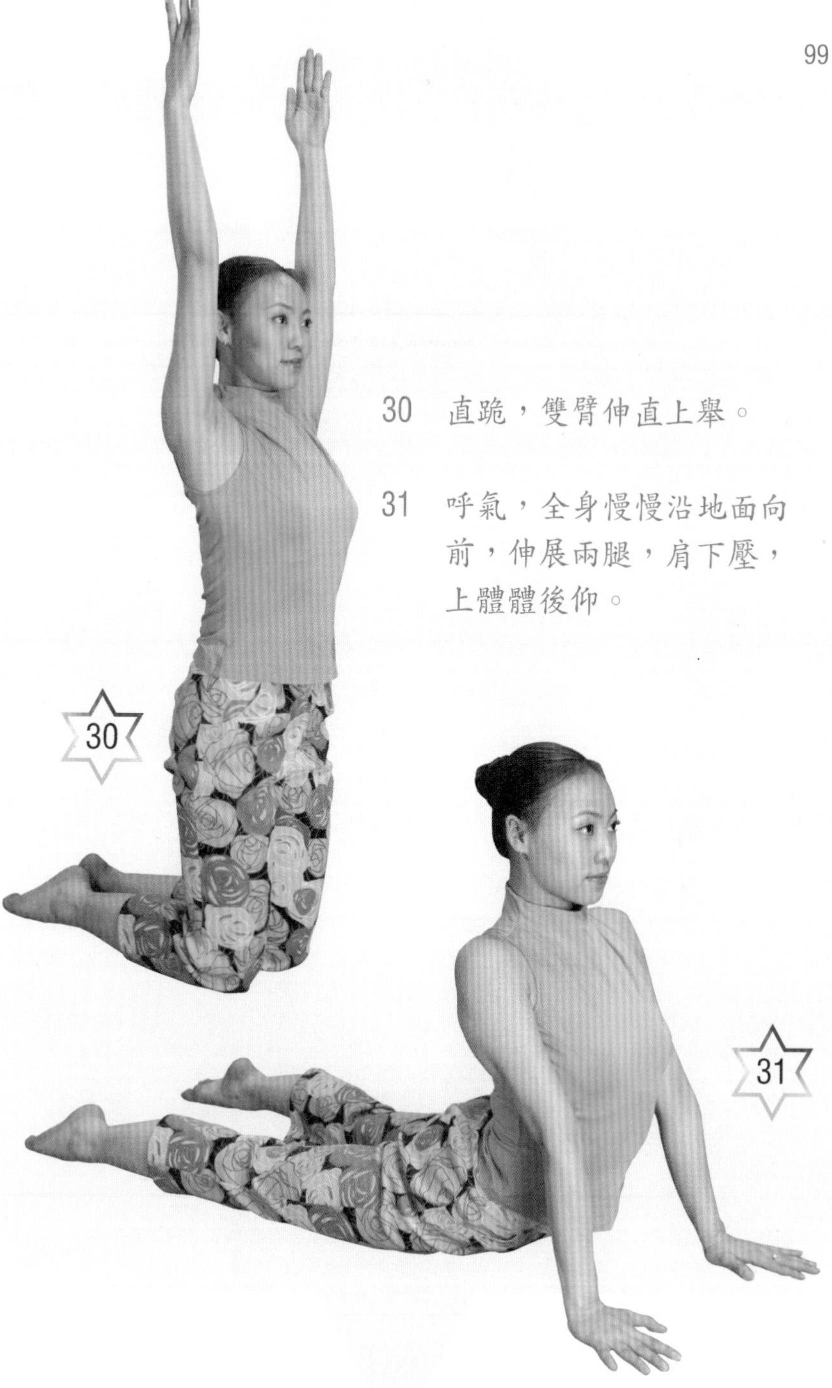

30 直跪，雙臂伸直上舉。

31 呼氣，全身慢慢沿地面向前，伸展兩腿，肩下壓，上體體後仰。

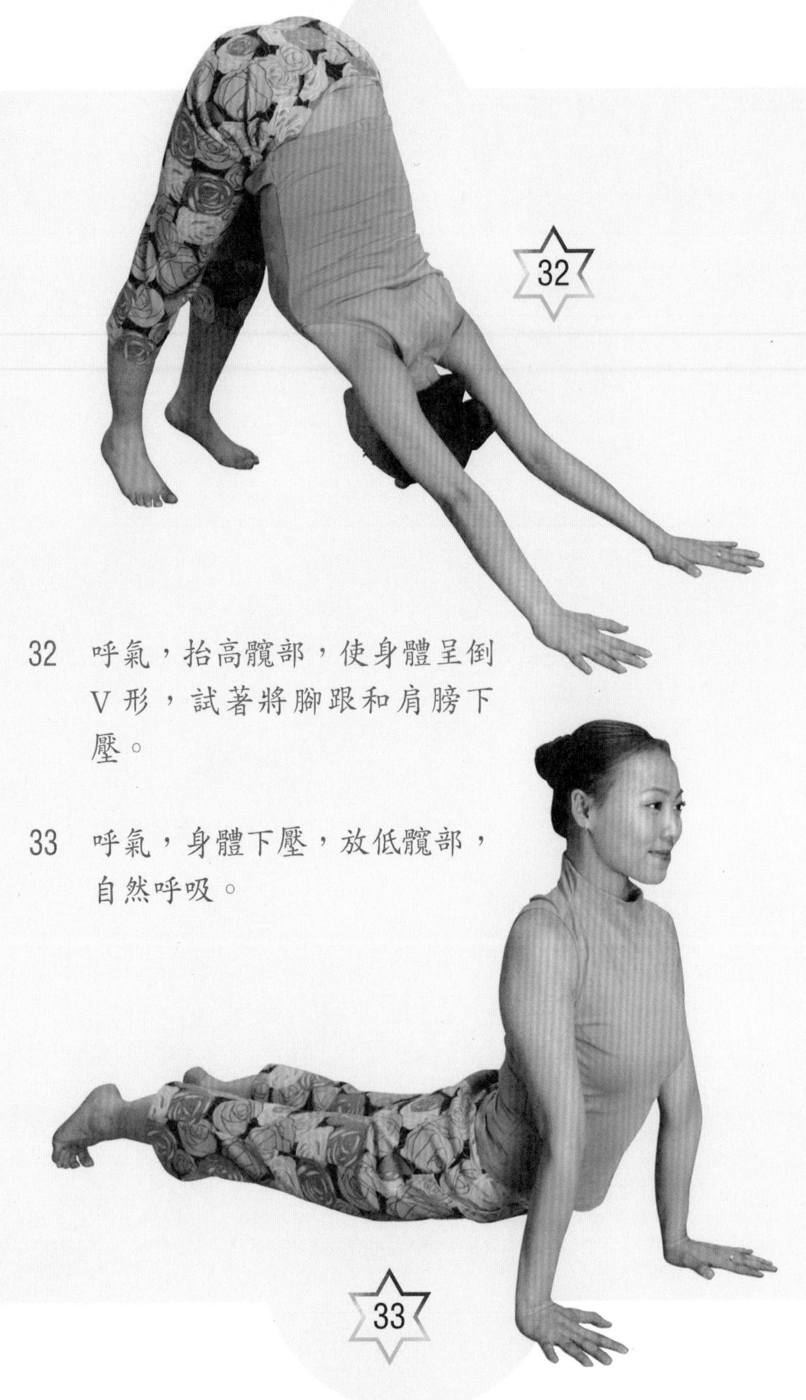

32 呼氣，抬高髖部，使身體呈倒V形，試著將腳跟和肩膀下壓。

33 呼氣，身體下壓，放低髖部，自然呼吸。

拱橋式（35－38）

◆功效：①消除頸椎及肩部的緊張。

②收緊臂部肌肉，減去多餘脂肪。

③輔助治療駝背，腰乏力等症。

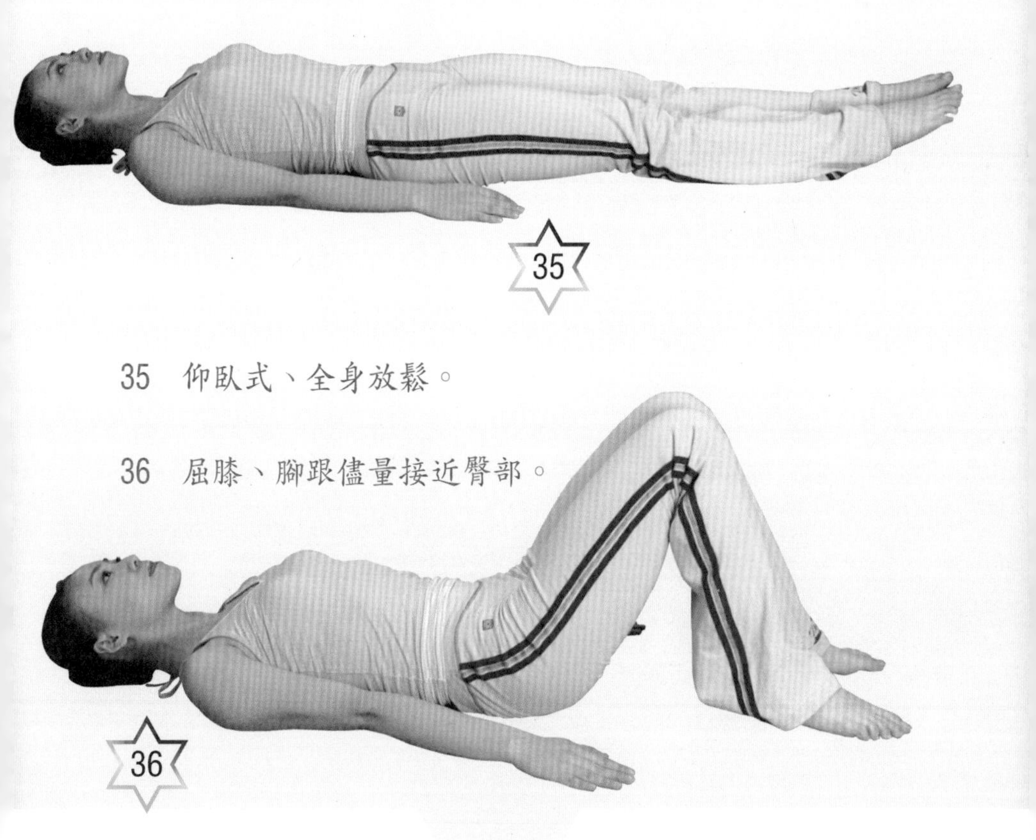

35　仰臥式、全身放鬆。

36　屈膝、腳跟儘量接近臀部。

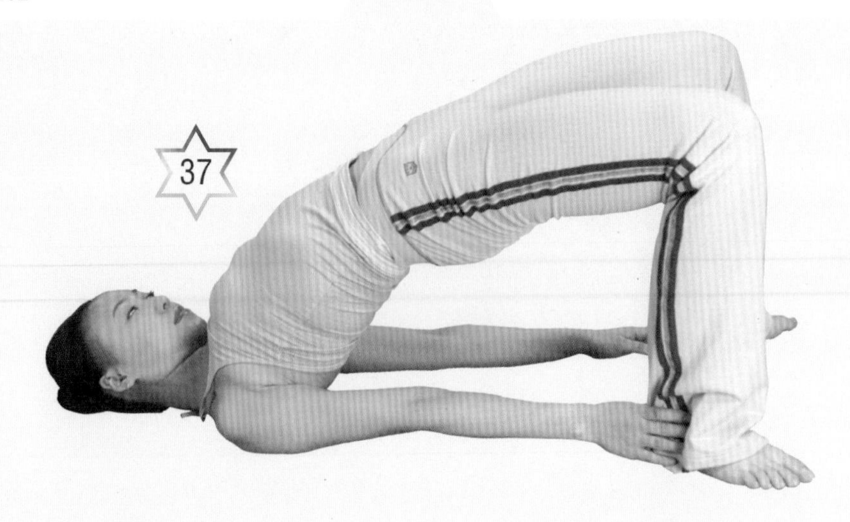

37 吸氣，雙手抱住腳踝，慢慢把身體頂起來，收緊臀部肌肉，保持 30 秒，做正常呼吸。

38 雙手撐腰，慢慢把身體頂起，向前伸直兩腿，儘可能長時間保持這一姿勢，呼氣，還原成仰臥式。

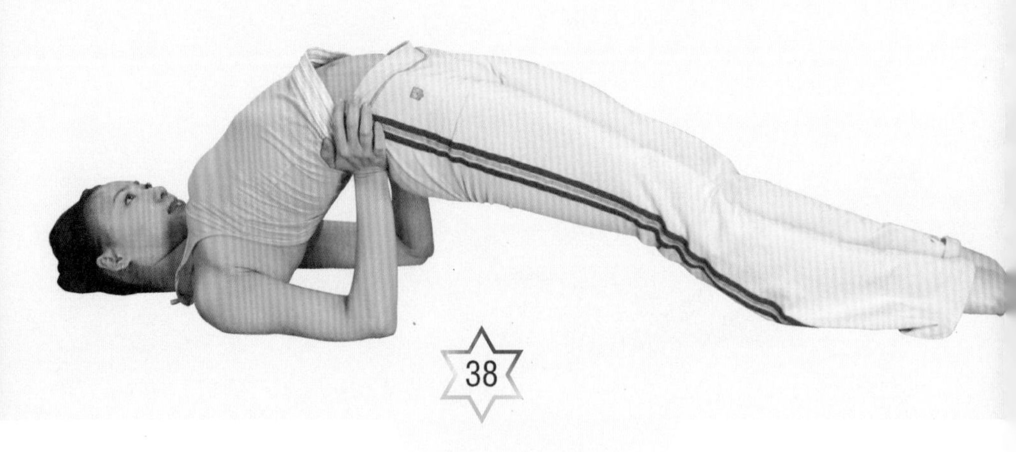

半弓式（39－40）

◆功效：①伸展腹直肌，美化臀形。

②提示腰、腿、臀部肌肉能力。

③減去腰腹脂肪，治療糖尿病、便秘等症。

★注意：初學者要小心練習，需循序漸進。

39 俯臥，屈左腿，以右手抓住左腳。

40 吸氣，上體和腿部向上抬起，收緊臀肌，用力向上抬高大腿，保持儘可能長的時間，自然呼吸；呼氣，還原成俯臥，換異側。

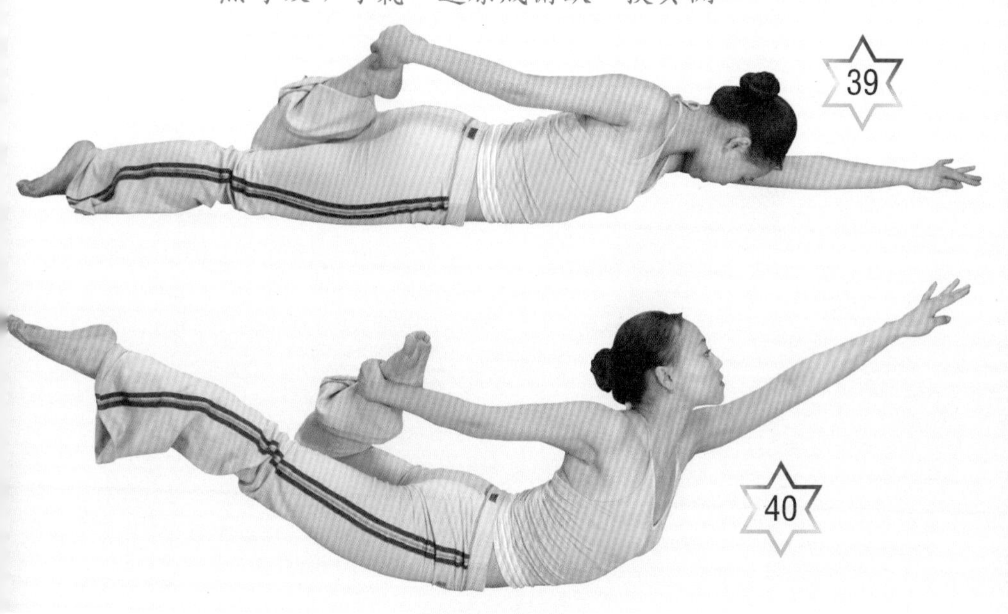

虎式（41－44）

◆功效：①減去臂部和大腿的多餘脂肪。
②活化脊柱，減輕便秘。
③提高臀位線。

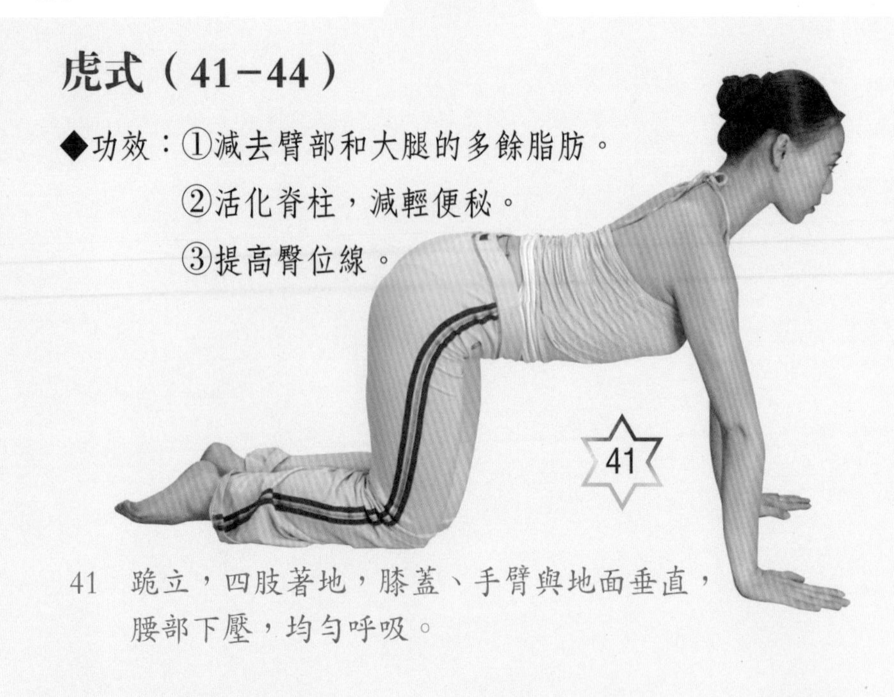

41　跪立，四肢著地，膝蓋、手臂與地面垂直，腰部下壓，均勻呼吸。

42　頭部和右腿緩緩向上抬起，維持身體平衡，保持 30 秒。

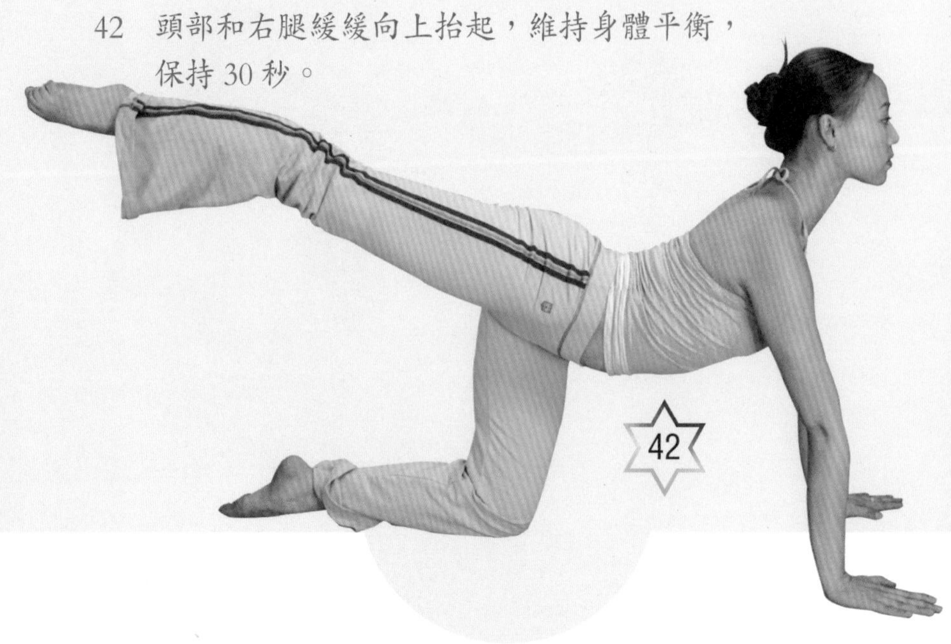

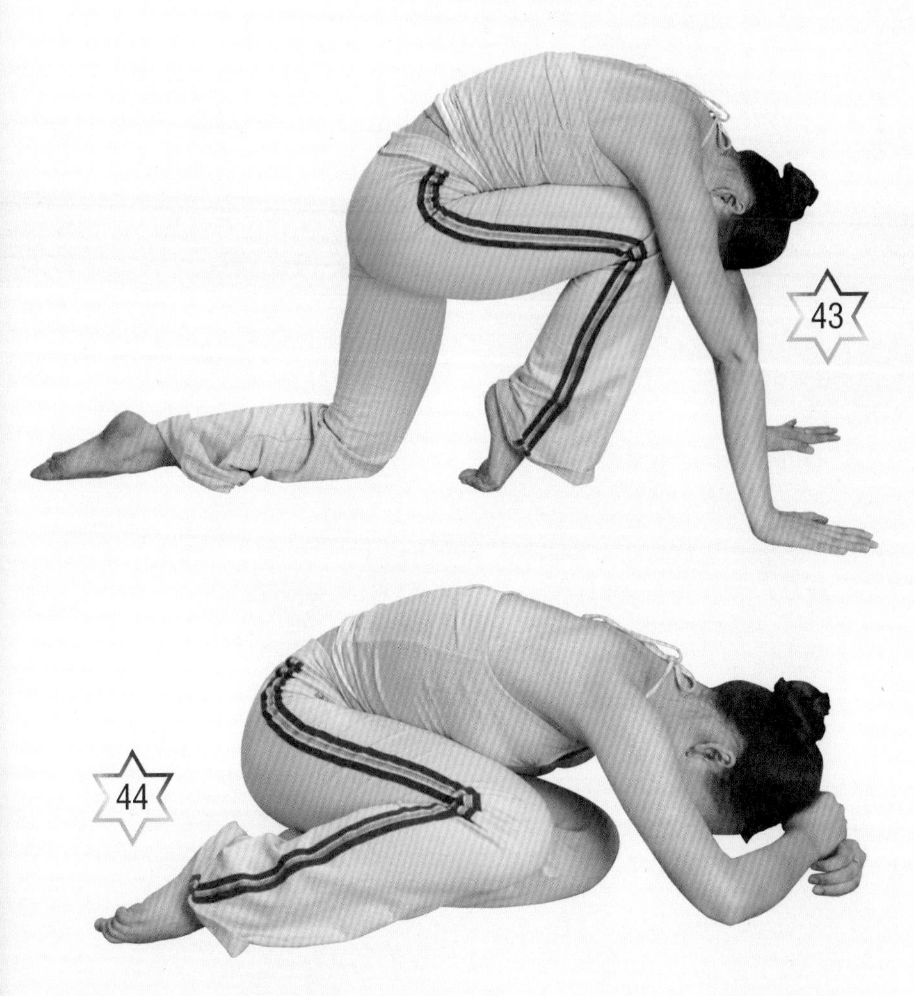

43　呼氣，低頭，拱背，收緊腹部，屈右腿，下頜靠近膝蓋，保持 30 秒，均勻呼吸；呼氣，還原成跪立，換異側。

44　屈膝，上體前屈，屈臂握拳重疊，貼近頭部，調整呼吸。

眼鏡蛇式（45－48）

◆功效：①消除上臂多餘脂肪，美化手臂線條。
②活化脊柱，柔軟肩肘關節。
③可治頭痛，並有美顏功效。

★注意：將意念集中在頸部和腰部，初學者不要勉強練習。

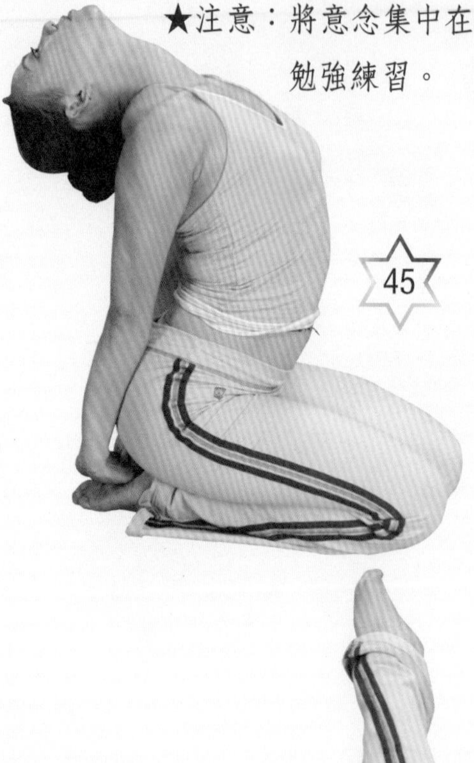

45

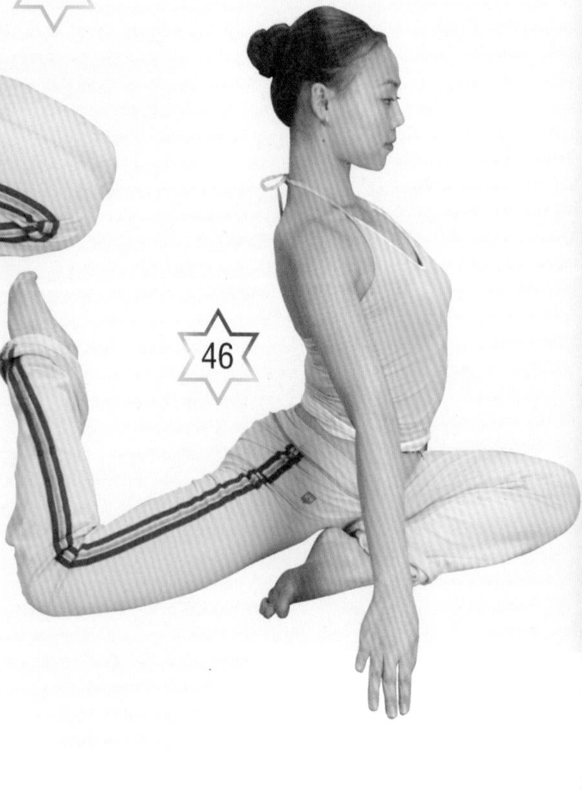

46

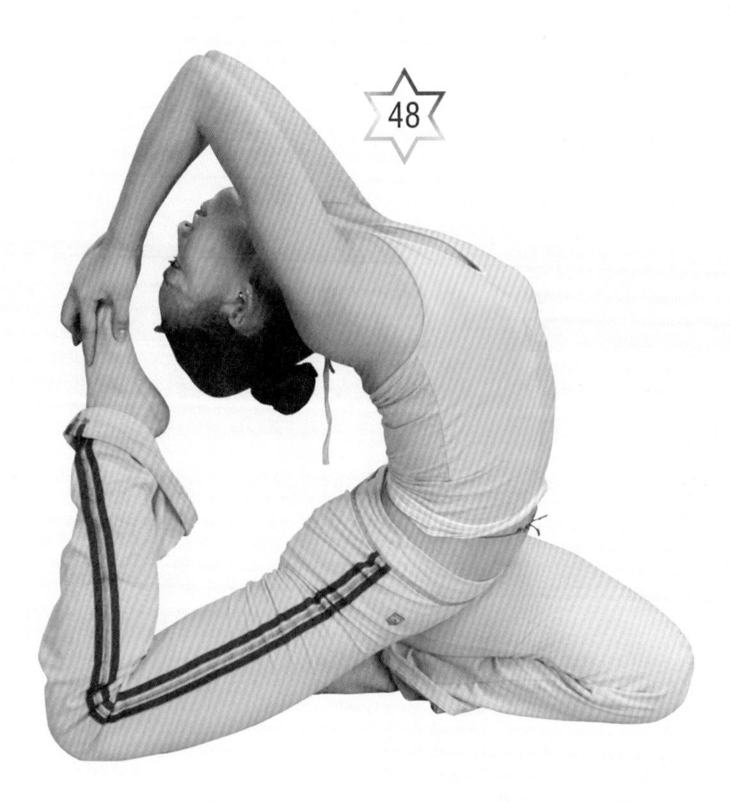

45　跪坐，上體後仰，雙手於臀部後方，肩夾骨向後夾緊，保持 30 秒，均勻呼吸。

46　兩腿屈膝，右膝著地，腳尖向上，立腰，雙臂展於體側。

47　吸氣，將頸部後仰延伸，右腳儘量靠近頭部，兩手拉住右腳尖停留數秒，平穩呼吸，慢慢還原成跪姿。

瑜伽冥想

社會的飛速發展，繁忙噪雜的都市生活，給現代人精神上帶來了極大的壓力，瑜伽的冥想就像一扇門，它讓我們進入了一個久違的寧靜、平和的世界。找尋自己，探索自己，讓我們與純淨的心靈相約。

人們總是被各種各樣的煩惱和慾望所困擾，感受內心平靜的時間很少，所以，很難體會內心最平和最幸福的感受，冥想是一種使身心變得純靜的方法，它會使你變得更年輕、漂亮、健康和自信。

冥想可以減輕精神壓力，調節身心，幫助人們實現內心狀態的安寧。

練習瑜伽冥想時，你需要將注意力集中在幫您進入內在自我的某些自然界的東西上，如一棵樹、流水、海、鳥等，使其成爲你無所羈絆的想像。

練習瑜伽冥想的方法很多，我們選擇一個最簡單的靜坐方式：

1.選擇一個安靜舒適的地方進行練習，幫您找到安寧感。

2.靜坐時，背部、頸部和頭部保持同一直線。

3.選擇固定的時間，在淸晨或傍晚比較理想。

4.集中注意力呼吸，使心情穩定。

5.當注意力分散時，不要強迫自己進入冥想。

6.冥想前儘量不要進食。

7.每天一次冥想，時間由 5 分鐘慢慢增加到 20 分鐘，甚至更長，循序漸進。

瑜伽休息術

瑜伽休息術能讓人身心放鬆，它能使人在短時間內消除緊張和疲勞，緩解工作和生活帶來的壓力。持之以恒的練習能平緩呼吸，使人心態平和，還能治癒哮喘、消化不良、月經失調等等疾病。

仰臥，兩腿自然分開，兩手放於體側，掌心向上，輕閉雙眼，排除雜念，深呼吸，讓手臂、腿部及頭部輕輕轉動幾次，然後停止動作，感受身體的放鬆。

將注意力集中在身體各個部位，接下來做緩慢、平靜的呼吸。開始放鬆每一個腳趾、腳心、腳踝、小腿、膝蓋、大腿、髖部，而後吐氣，放鬆腰部，將意念集中到肋骨、胸部、心臟、肩、手臂、肘、手腕、手背、手心、手指，調勻呼吸，接著放鬆頭部、下頷、面部肌肉、嘴唇、牙齒、舌頭、鼻子、眼皮、眼球、眉心、太陽穴、雙耳乃至整個頭部。

繼續調勻呼吸，放鬆上背部、中背部、下背部、脊柱、腰部、臀部及大腿後側、膝蓋窩、小腿後側、腳踝、腳跟、腳背、腳心、腳趾，直至感覺整個身體特別的輕盈。

保持此姿勢 15 ~ 20 分鐘，而後緩緩坐起來，再緩緩站起。

您可根據自身的情況，重複瑜伽放鬆過程 1 ~ 3 次。

瑜伽飲食

瑜伽提倡健康、自然的生活方式。

健康的生活中很最重要的一點就是良好的飲食習慣，瑜伽在呼吸和姿勢之外，還非常重視飲食。

瑜伽理論認爲，飲食在瑜伽體系中占有決定性的地位，一個人吃的食物不僅影響他的身體，同時也影響他的心靈和意識。此時您應該對自己的飲食習慣有一個正確的認識，是不是經常狼吞虎嚥，大魚大肉，暴飲暴食。針對這一切，瑜伽將豎立您健康正確的飲食觀。

請不要強迫自己在短時間內改變，這需要循序漸進。瑜伽飲食講究素淨、清淡，它把食物分爲三種，即惰性食物、悅性食物和變性食物。

1.惰性食物：

包括一些刺激性強的食物和肉類，如酒、咖啡及各種烤炸食物。這類食物不僅會使人的身體發胖，而且容易引起疾病或性情暴躁激動。

2.悅性食物：

這類食物營養豐富，色香味美，是最完整和健康的。

如水果，豆製品、牛奶及十分少量的調味烹飪蔬菜等。食用這類食物，會使身體變得健康、純潔、輕雅，使心靈寧靜平和。

3.變性食物：

這類食物能夠提供能量，如強烈的調味品、醬油、巧克力、香料和食鹽等。經常食用會使身心浮躁不安，它們不適合瑜伽練習者。

瑜伽主張吃悅性食物，它能為人體提供大量的維生素和蛋白質。同時要大量喝水，因為水能排除內臟器官的污垢。

為了您的健康，一定要養成健康的飲食習慣，不妨試一試從一月三天到一週三天進行素食。

國家圖書館出版品預行編目資料

瑜伽秀體小品／凌　燕　　張曉梅　編著
——初版，——臺北市，大展，2007〔民 96〕
面；21 公分，——（快樂健美站；22）
ISBN　978-957-468-562-2（平裝附影音光碟）

1. 瑜伽

411.7　　　　　　　　　　　　　　96015112

瑜伽秀體小品附 VCD　　ISBN　978-957-468-562-2

編　　著／凌　燕　　張曉梅
責任編輯／孫宇輝　　林淑蘭
發 行 人／蔡森明
出 版 者／大展出版社有限公司
社　　址／台北市北投區（石牌）致遠一路 2 段 12 巷 1 號
電　　話／（02）28236031・28236033・28233123
傳　　眞／（02）28272069
郵政劃撥／01669551
網　　址／www.dah-jaan.com.tw
E－mail／service@dah-jaan.com.tw
登 記 證／局版臺業字第 2171 號
承 印 者／弼聖彩色印刷有限公司
裝　　訂／建鑫裝訂有限公司
排 版 者／弘益電腦排版有限公司
授 權 者／北京體育大學出版社
初版 1 刷／2007 年（民 96 年）10 月

定　價／280 元